はじめて学ぶ生命・環境倫理

「生命圏の倫理学」を求めて

徳永哲也 著

ナカニシヤ出版

はじめに

この書は、現代社会に必須といわれる生命倫理と環境倫理について、初学者にわかりやすく解説しながら、そこに横たわる諸問題をともに考えてもらおうとするものである。

今日の科学技術の進歩には目ざましいものがある。それが特にいのちを扱う医療の技術となると、新しいいのちの「創造」であったりある種「人工的」な延命であったりすることから、どう考えていいのかが難しくなる。例えば「クローン人間の作成」という話が飛び込んでくると、「そこまでやってしまったら、人間、おしまいだ」という声が聞こえてくる一方で、「必要とする人がいるのに、なぜ頭ごなしに反対するのか」という声も上がる。このような意見の相違を感情的な対立にせずに、技術的課題も見すえながら人間社会にどんなプラスマイナスが考えられるかを整理し議論を煮詰めていくのが「生命倫理」の仕事である。

また、産業技術の進歩は、たしかに物質的豊かさをもたらした。しかし同時に、自然破壊や環境汚染を招き、人間自身の生存をもおびやかしつつある。こういう状況に対して、「自然を人間の利用対象と見なすことが間違いの始まりだ。人間一人一人の生存を保障するのと同じ姿勢で動植物の生存も保障することから考え直さないといけない」という声もあれば、「そこまでの発想転換は無理だし不必要だ」という声もある。例えばこうした意見について、人類と地球の未来像を考えながら論点を研ぎ澄ましていくのが「環境倫理」の仕事である。

これらの例をはじめとして、いのちと環境をめぐる技術のあり方について、特に「それが人々の幸福に寄与するか」について、包括的に論じていく材料をそろえて、切り口を提示するのが本書の目的である。生命倫理と環境倫理のコンパクトでかつ総合的な入門書を目ざしているわけだが、叙述に当たっては次の二点を心がけた。

まず第一に、基本用語の解説（例えば第1章でのパターナリズムの解説）にはくどいくらいの行を割き、それがつまりはどう論じられているかをていねいに語るようにした。キーワードは、何となくではなく確実に理解していないと、その先の議論や思考があいまいなまま進められてしまい、マスコミの上滑りな論調にムードだけで乗せられ、自分で考え自分で主張するのをやめてしまいかねないからである。

第二に、倫理的問題がどこにあってどんな検討がなされてきたか、あるいはなされてこなかったか、これから何を考えるべきかについては、議論の裾野を広く深く紹介するのは控えて、問題の所在と思索のポイントを少々強引でも単刀直入に語るようにした。紙幅の都合で長々とは書けないという事情もあるが、それ以上に、基本理解から倫理的思考への移行を間髪入れずに進めたいと考えたからである。

もちろん本書のポイント整理が唯一絶対ではないし、そこで語られるであろう一つの見立てが正解とは限らない。半歩引いて批判的に読むべきところはそうしてもらえばいい。著者なりに公正な議論を心がけてはいる。それでも、「哲学」「倫理」を語り、ひいては「人間観」「世界観」を語ることになれば、おのずと個人的見解は出てしまう。

著者は、学的書物だから主観的意見を述べてはいけない、とは考えていない。扇情的にならないよう抑制することも大切だが、個人の考えを出すことを恐れるあまり当たりさわりのない無味乾燥な叙述になるとかえって生産的でなくなる。読者の皆さんと考え方が違う部分も出てこようが、それはそれとしてカッコにいれて置いておくといった手法で、読み進めてほしい。反論を考えることも含めて皆さんが思索を深めてくれれば……、本書がそれに少しでも貢献できれば……、と願っている。

本書は、ビギナー書としての「はじめて学ぶ生命・環境倫理」という題に「『生命圏の倫理学』を求めて」という副題をつけた。人間生命体という内的環境と自然や他の諸生物が暮らす外的環境を貫く、生命倫理と環境倫理の統合理論を打ち立てたい、という願望がそこにはある。本書がその入門編としての役割を果たし、皆さんの批判を仰ぎながらやがて応用編を書く機会を得られればありがたいと思っている。

なお、ポイントをわかりやすく整理するために、各章末に〈ダイアローグ〉というコーナーを設けた。対話形式でのふり返りで、当の問題の考えどころを再確認してもらう場になることを期待している。登場人物はいずれも架空だが、それぞれある立場で質問や意見を述べている。T（教師）という人物が登場して著者の本音に近いことを語ったりするが、いつも必ず著者の代弁者になっているというわけではない。論点整理のために、あえてある種の見解を述べさせている場合もたまにはある。

はじめて学ぶ生命・環境倫理

――「生命圏の倫理学」を求めて――

＊

目次

目　次

はじめに　i

序　章　科学技術社会と倫理――3
1　「よかれと思って」たどりついたこの世界？――3
2　現代を倫理から問う――5
3　テクノロジー時代の規範喪失――7
4　新時代の倫理的思考――10

第Ⅰ部　生命の倫理

第1章　今日の医療と患者――16
1　生命倫理論議の背景――16
医療技術の急進歩／人権意識の進展

目　次

2　生命倫理の今日的趨勢　19
脱宗教化、多元化／SOLとQOL／パターナリズムとインフォームド・コンセント
3　医師と患者の関係のあり方　25
4　医師患者関係モデル　27
〈ダイアローグ1〉　29

第2章　人工妊娠中絶　32
1　人工妊娠中絶の現在　32
2　中絶禁止か中絶容認か　33
禁止派／限定的容認派／急進的容認派
3　パーソン論をめぐって　36
トゥーリーの「行き過ぎ」の修正／パーソン論批判
4　中絶議論の整理　38

三半期論／現実的な提言
5　日本の優生保護法と母体保護法　41
堕胎罪と優生保護法／優生保護法の改正／改正「母体保護法」の問題点／これからの議論の焦点
〈ダイアローグ2〉　45
第3章　子を産む技術・子を選ぶ技術　48
1　人工生殖の技術　48
2　人工生殖の問題点　50
遺伝的つながり／ドナーの匿名性と子の「知る権利」との矛盾／体外受精の諸問題／「別の女性」がからむことの問題
3　「産むこと」から「選んで産むこと」へ　54
精子、卵子の「カタログ化」／男女産み分け／出生前診断
〈ダイアローグ3〉　60

目次

第4章　死と末期医療 63
1　安楽死・尊厳死と「死ぬ権利」 63
安楽死／尊厳死／安楽死から尊厳死へ／「死ぬ権利」を認めるか
2　脳死と臓器移植 70
脳死を「人の死」と認める立場／脳死を「人の死」と認めない立場／脳死－臓器移植の考えどころ／今後の議論の焦点
3　末期医療のあり方 76
キュアからケアへ／緩和ケアとチーム医療／ホスピスと在宅ホスピス
〈ダイアローグ4〉 80
第5章　先端医療・遺伝子・クローン 83
1　先端医療の現在と未来 83
2　「遺伝子」の時代 86

遺伝子診断、遺伝子治療／遺伝子情報の扱い、遺伝子差別
3　クローン技術　90
「二世」としてのクローン人間／ドナーとしてのクローン人間／クローン技術と再生医療
〈ダイアローグ5〉　95
第6章　いのちを取り巻く現代社会　98
1　生と性・家族　98
いまどきの性愛／男らしさ？　女らしさ？／家族像の現在と未来
2　メディア社会の人権といのち　102
事実認識と価値判断／メディアと人権／これからの情報社会
3　いのちの教育、いのちの哲学　107
死への準備教育／「死への教育」から「いのちの教育」へ／「自分さがし」の時代に／「いのちの哲学」そして「生きる哲学」へ

〈ダイアローグ6〉 113

第Ⅱ部　環境の倫理

第7章　地球環境問題と資本主義 116
1　環境問題の倫理的思考 116
2　「環境汚染」から「地球環境破壊」へ 118
環境問題の地球規模化／地球の崩壊は間近？／世界団結の道険し
3　資本主義下での地球環境問題 121
功利主義／他者危害原則の三つの弱点／環境破壊と社会主義
〈ダイアローグ7〉 126

第8章　環境保護と自由主義・個人主義 129
1　国際社会での環境問題 129

南北問題／囚人のジレンマ

2　環境保護の全地球化はエコファシズム？ —— 133

地球全体の利益／共有地の悲劇／救命ボートの倫理

3　「世代を超えて」倫理は生きる？ —— 139

世代間倫理の可能性／世代間倫理の難しさ

4　「何を」「何のために」守るのか —— 142

人間中心主義／自然中心主義

〈ダイアローグ8〉 —— 145

第9章　地球環境保護の倫理 —— 149

1　地球環境破壊と対策の現状 —— 149

フロン／酸性雨／化石燃料枯渇と森林資源減少／地球温暖化

2　「自然の権利」という環境倫理思想 —— 158

「自然の権利」思想の要点／この思想の問題点／当面のまとめ

3　「世代間倫理」の思想的意義　163
「世代間倫理」思想の要点／この思想の問題点／当面のまとめ
4　「地球全体主義」の難しさと危うさ　167
「地球全体主義」思想の要点／この思想の問題点／当面のまとめ
〈ダイアローグ9〉　171

第10章　開発と環境　174
1　地球温暖化と気候変動枠組み条約　174
2　環境税と国際基金　179
炭素税と大気安定化国際基金／実現への難関／国際基金と地球全体主義
3　開発援助の論理と倫理　184
援助が環境保護の前提？／開発援助の再考／開発・環境・豊かさの質
〈ダイアローグ10〉　189

第11章　経済生活と環境　192
1　消費生活と廃棄物　192
産業廃棄物と一般廃棄物／ゴミ有料化、リサイクル、ＮＩＭＢＹ／廃棄物問題と世代間倫理
2　企業活動と環境の倫理　197
ＰＰＰ、外部不経済の内部化／「内部／外部」論と環境倫理
3　環境問題と企業倫理、職業倫理　201
ビジネスと倫理／個人の職業倫理と環境意識
〈ダイアローグ11〉　205
第12章　自然と人間　209
1　「自然の権利」訴訟に見る「自然と人間」　209
アメリカの「自然の権利」訴訟／日本の「自然の権利」訴訟／「自然の権利」運動の意義

2　「動物の権利」「動物の解放」　213
「種差別」を乗り越えて動物を解放？／自然中心主義と「動物の権利」論／これからの動物擁護
3　ディープ・エコロジー　216
ネスの提言／ディープ・エコロジーの魅力と弱点
4　自然の中の人間　219
地球規模の思考と地域からの行動／原生自然、二次的自然と人間
〈ダイアローグ12〉　223

終章　「生命圏の倫理学」へ　225
1　「宇宙船地球号」のメッセージ　225
2　「生命圏」という思想　227
3　「生命圏の倫理学」の可能性　229

注　231
文献ガイド　247
おわりに　261
索　引　270

はじめて学ぶ生命・環境倫理

――「生命圏の倫理学」を求めて――

序　章　科学技術社会と倫理

1　「よかれと思って」たどりついたこの世界？

「地獄への道は善意で舗装されている」——こんな金言がある。たしかに、人間がもたらした悲しみや災難はたくさんあるが、それらが、相手に不幸をもたらしてやろうという悪意ばかりで行なわれていたことは少ない。多くの場合、「よかれと思って」打った手が結果的には裏目に出たりマイナスの副産物を伴ったりするものだし、目先だけを見た善後策や思い込みの正義が長期的大局的にはあやまちと呼ばざるをえなかったりするのである。

人々の歴史は、そんな「地獄への道」をいくつも歩んでいるようである。産業の発達は、多くの便利さとある種の豊かさをもたらしたが、環境破壊や貧富差のひずみが現代人を幸せとは別の方向へ導いているように見える。医療の進歩は、生きのびることや子をもうけることの可能性を広げたが、生と死を「天の為すまま」と受容できなくなったがゆえの迷いや悲劇をも生み出している。

世の中の進展は、とくに産業革命以降の科学技術の加速度的進歩は、その恩恵にあずかると見られる多くの人の協力に支えられていたわけで、その限りではかなりの人が「善きこと」と認めてきたのだろう。二十世紀の技術進歩の大きな駆動力になったのは、皮肉にも数々の戦争と冷戦構造であるが、この「臨戦態勢」そのものが当時の人々に是認されていたのも事実である。

さて二十一世紀を迎えて、世界は少しはよくなったのだろうか。なるほど戦争は減った。しかし、パレスチナなどの局所的戦闘状態を見ると、人類は争いの根本問題を解決していないばかりか、構造的矛盾の掃きだめをどこかに押しつけているだけのように見える。なるほど物質的豊かさと経済的繁栄は先進諸国では達成されつつある。しかし、貧富差・南北差はより鮮明になり、「豊かな」人々でさえ好況期には過重労働、不況期にはリストラにおびやかされる始末であるし、そしてそもそも地球環境のあちこちのほころびは、この繁栄が地球生命体の危機と隣り合わせであることを示している。なるほど医療進歩は多くの恩恵をもたらした。しかし、例えば人工呼吸器などの発達は、延命治療をどこまで続けるべきかという新たな悩みを生み出している。

もう一度言う。ピンからキリまで悪意に塗り固められた営みがそこかしこにあったわけではない。多くの人々は、それなりには「よかれと思って」、自分の世界観では「正当性」を信じて、事を進めてきた。ところが、世界は幸福の階段を上っている、という実感はない。功罪ひしめき合って、むしろマイナスの部分の方が目につく現代である。いったい私たちはどこに行こうとしているのだろうか。

2　現代を倫理から問う

今の世界を見ていて、日本を見ていて、「どこかおかしい」と感じることが多い。グローバリゼーション（世界共通標準化）へと突き進む世界は弱肉強食の様相を濃くし、例えば二〇〇一年九月十一日のアメリカ同時多発テロという形の反乱を呼んでもまだ「強者の正義」を振りかざす向きの方が強い。日朝、日露などの国際関係は遅まきながら改善に向かうかもしれないが、この遅さは、私たちがいまだに二十世紀の戦争と東西対立の悲劇を乗り越える知恵を持ち合わせていないことを意味している。日本国内でも、ひところは少年犯罪が取り沙汰されたが今は分別盛りの大人の理不尽な犯罪の方が目立つし、食品会社や電力会社の不祥事を見ていると、きちんと長い目でものを考えない人間が増えているように思える。

倫理的思考の欠如、という言い方はある意味では正しい。政治倫理、企業倫理という言葉はマスコミを飛び交っている。ただ、その倫理という言葉自体が軽くなってきているのが気になる。

そもそも、「倫」とは人間、それも集合体としての人間を指し、「理」とはものに現われる模様や筋目を指す。よって「倫理」とは、広くは人々が織りなす生活模様を包括的に意味し、より突き詰めれば人間の共同社会に通していく筋道を意味する。つまり倫理とは、狭義には「人の道」における「徳目」を並べる「道徳」とほぼ同じだが、狭い領域の個人レベルでの「あるべき行ない」を示すというよりは、人間共通の性質に着目しそのトータルな方向性に関して納得ずくで形成していく合意そのものを指すのである。

なぜこのような話から説き起こすかというと、近年のモラルハザード論（道徳軽視の傾向をあやぶむ論）や「倫理的議論が必要だ」という論調が、どこか場当たり的で狭い視野の問題指摘にとどまっている気がするからである。今述べたように、倫理的問題を議論するというのは、人間社会の方向性に関する合意のあり方を考えることであり、目先の損得や便不便にとらわれずに長期的包括的な行動方針をさがし出していくことである。昨今ちまたで聞こえてくる「リンリ、リンリ」という声は、電話のベルにも似て、けたたましく響きはしても本当に語るべきことを語れていない。

例えば、東京電力などが原子力発電所のトラブルを隠していたという報道から、これらの企業の短絡的な組織防衛を、企業倫理にもとると批判するのは間違ってはいない。情報隠しによってかえって信用を失墜させた経営陣は失格であろう。が、この失態は、日本政府が原発推進に強引に与えている「安全神話」に企業が「配慮」した結果であるという側面もある。いまだに原発に命運を託しているエネルギー政策、電力消費を押し上げる利便性ばかりを追い求めるライフスタイル、危険な原発は地方に押しつけて都会が電力の恩恵にあずかるという構造……これらを視界にとらえながら、企業倫理をより大きな経済倫理や環境倫理の文脈に置いて考察するふところの深さがなければ、おそらく批判も単発的なものに終わり、よって根本的な修正はできないだろう。

このように、事の問題性に倫理の視点からアプローチする際には、当の問題に真正面からぶつかる「熱さ」も大切だが、大きな構造の中での矛盾を見すえながら人間社会の筋の通し方を考える「クールな持続力」も必要なのである。

現代社会はますます複雑さを増しており、次々に噴出する問題を把握するだけでも骨が折れるし、とりあえず最悪の結果にはしないための応急処置で手一杯になりがちである。が、そこで一歩こらえて、「何が問題なのか、どうするのが人々の本意にかなうのか」を、「熱さとクールさ」をもって考え抜き提言していくことが、倫理的営みなのだと思う。

3　テクノロジー時代の規範喪失

現代の日本を含むいわゆる先進諸国は、テクノロジー（科学技術）の進展に人々の心がついていけない状況にある。技術的管理が強くなりすぎて人間らしさが失われる事態（いわゆる人間疎外）を問題視する声は二、三十年前からあったが、その深刻さは今日に至って遠のくどころか、ますます複雑に私たちに迫っている。

まず一方では、医療や産業の技術が高度化、精緻化するスピードが急上昇する中で、それを理解したうえで使いこなせる人はますます限られてくる。多くの人は、最終結論部分のマニュアル操作を覚えるだけで精一杯で、そのプロセスの意味を吟味する余力はないのが実情である。また他方では、世の情報量が増え、それが付加され更新されるスピードも高まっている。あふれ出てくる情報の全てを消化できるはずもなく、適切で確実な情報取捨が求められるわけだが、その取捨の方法自体がわからず、たいていは目の前にぶら下げられた情報に乗っかってみての「当たり外れ」に左右されがちである。

技術と情報に人間の方が振り回されている。人間が作り、人間が使うために生み出されたもののはずなのに、いったい私たちはどこに来てしまったのだろう。

こんな状況下で、私たちの日常行動も迷いに包まれている。時代の速い流れの中で、古い価値体系はどんどん崩壊してきている。狭く囲い込まれた地域、ゆっくりと流れる時間の中で定着していた伝統や因習が、地域のカベ・時間のカベを打ち破られて、昔のままでは通用しなくなる。それはある意味では、抑圧的な支配構造が打破されるというプラス面もあるのだが、それなりの方便としてコミュニティー（地域共同体）をうまく支えていた慣習が全て古めかしいものとして打ち捨てられるというマイナス面も伴っている。

古い価値体系は崩れつつあるが、かといってそれに代わる新しい価値体系ができあがりつつあるわけではない。そもそも制度を技術が追い越していく時代であるから、新しい技術とそれに伴う副産物を予測してコントロール下に収める制度など、作る暇はないのである。作ったとしても、それが施行されるころには次の技術が新しい問題を生んでいる。たとえてみれば、新語辞典をやっと編集したが出版される時期にはその新語は意味が変わっていたり使われなくなっていて、また次の新語の洪水が目の前に現われているようなものである。

制度的な大きな骨組みが揺らいでいるだけでなく、日々のちょっとした行動のよしあしを区別する規範さえ、私たちは見えなくなっている。近所の子どもを叱って諭すとその親から感謝されるどころか文句を言われかねないし、車中でマナーを注意すれば逆恨みされて暴行されることもある。おかげで、身近に問題だと思うことがあっても、直接声を掛け合ってともに解決を工夫するという思考から、人々は遠ざかるようになっている。役所や警察には、ひと昔前なら公的機関が乗り出すまでもないような、ちまちました近所生活の苦情が寄せられることが増えたそうだ。

何かおかしい。技術進歩や情報発達の副作用と直接には言えない弊害もあるが、かつてならもっとじっくり解決する知恵がありそれをつかさどる人たちがいた社会が、変質してきたのは事実だし、新技術が切り開いた地平が、かつての知恵を葬り去る風潮を促したことは間違いないように思える。目の前のものを判断する基準や日常の態度決定を支える指標を、私たちは自信喪失とともに手放してしまったように見える。古い規範は実状に合わず使いにくいが、新しい規範をこれといって提示できるには至っていない……そもそも新しいものを提示してみても時代はまた移り進んでしまってる……そんな世界に私たちは行き着いてしまったのである。

4　新時代の倫理的思考

技術・情報の進展は右肩上がりで速度を増す。それを制御する制度や慣習は追いつかない。こんな時代にどこから考え直したらよいか。やはり、「倫」の「理」としての人間共同体の筋目を、きちんと論じながら見極めていく姿勢を、強く打ち出す必要はあるのではないだろうか。皆が立ち止まってじっくり考える、というわけにはいかないかもしれないが、「ちょっと待った」と手を挙げて事の原点を問い直し裏面からも検討する姿勢を、多くの人がもった方がいいし、しばしば声を上げる「問いかけ人」は常に一定数はいた方がいいだろう。

例えば医療技術において、ある人の「生きる願望」を広げるかもしれない方策が考案されつつあるとする。それが良い結果ばかりを生み出すならいいが、実際には直接の当事者にもマイナスの副産物を抱えさせることが多いし、周囲の者や後の世への影響まで予想すれば負の遺産となるケースもありえる。当の医療者は「目の前のいのちを救うことが第一で後のことまで考える余裕はない」と言うだろうし、それによって救われるかもしれない人は「ワラにもすがる思いでそれに賭けてみる」と考えるだろう。彼らに向かって「危ないかもしれないから一切やめろ」と命じることはできないし、「あなたたちはよくても周りへの影響に責任がもてないなら思いとどまるべきだ」とも要請しにくい。しかし、目先のことに集中しがちなところに、あえて別の視点を与えて問題を指摘する声を消え入らせるのは適切ではない。「「緊急避難」はしてもいい。しかし問題はその周囲に噴出する」と警鐘を鳴らし続けることは必要なのではないか。

「技術推進派」は、こうした冷や水を浴びせるような声を邪魔だと思うかもしれない。「技術を中途半端にしか知らない非専門家は黙っていろ」とか「当事者の切実な願望を無視するな」と言うかもしれない。しかし、長い目で見れば、こうした警鐘はその技術にとってもマイナスではないはずである。いろいろな副作用、副産物を警戒して善後策を考えておくことは、結局はその技術の効用を高めることになる。目をつぶって突き進みとんでもない悪影響を出せば、かえって信頼を損ねてそこで生み出せるかもしれない恩恵をご破算にしてしまいかねない。当面は都合の悪いことに対しても聞く耳をもつ「器の大きさ」が、最終的にはその願望をより実りあるものにするのではないか。

技術急進歩社会にあるべき思考を次のように考えたい。新しい時代、新しい技術に対処できる規範の構築は必要である。何も堅苦しいものを急いでこしらえて押しつけようというのではない。柔軟な考え方で常に「何がより正しいか」をさがし求める心構えをもち続けたいのである。また、現実に起こっている諸問題を解決するための原理的思考は必要である。技術的対策もさることながら、「何がまずいのか、どうなることが皆にとっていいのか」を原点からしっかり議論し、対策の原則を忘れないように言い聞かせておく姿勢こそが、目まぐるしく動く現代には肝心だと思うのである。

技術が先へ先へと進み、多くの人の手に負えなくなると、その技術をより簡便で手軽に扱えるようにする「さらなる技術」を開発しようと考えがちになる。例えばコンピュータが高度化・複雑化すると「一発でドンピシャリ」のアクセス回路とマニュアルを作ることに技術者は腐心する。それをやめろとは言わないが、今の世に本当に必要なのは「技術を操るさらなる技術」ではなくて、「技術を制御し人間化する哲学」なのではないか。「人間化する」というのはあいまいな表現だが、つまりは、今の人々の本意としての求めに向き合って真の満足と納得に寄与する「技《わざ》」と「術《すべ》」とは何かをしっかり考え、本当に人間社会が幸せに近づける技術のありようを整えたいのである。

「技術を操るさらなる技術」という発想では、ここ数十年重ねてきた人間疎外の上塗りに終わる可能性がある。それよりは「技術を制御し人間化する哲学」という思潮を広げることで、技術にも本来の意義と役割を取り戻せるのではないか。

思うに、過去の哲学者たちも、それぞれに自分の生きる時代と対決し、同時代の人間社会がもつ諸問題に原理的な問いかけをして解決の原則をまさに「人間的な問いと答え」として模索してきたのであろう。その点では、先人たちの哲学的な知恵に学ぶ意義はある。二十一世紀初頭の産業・経済・環境・生活の技術をめぐる諸問題は現代特有であるが、どんな人間的知恵を働かせるかには、時代を超えた思考方法といつでも戻るべき原点があるような気がする。生活実践に即した哲学である倫理学、倫理思想という面ではなおさら「歴史に学び、体系化する」試みは重要であろう。

本書は、哲学史や倫理思想史に言及しながら学問体系的に問題を論じるという手法は取らない。しかし、過去の哲学者たちが時代と格闘した姿も思い浮かべながら、そして体系的学問としての「倫理学」から得られる整理を常に意識しながら、人間社会の現場に足を置いた「倫理」を考えるという手法で、叙述を進めることにする。

第Ⅰ部　生命の倫理

第1章　今日の医療と患者

1　生命倫理論議の背景

「バイオエシックス」なるものがアメリカ合州国で誕生したのが一九七〇年代。それが「生命倫理」あるいは「生命倫理学」と訳されて輸入され[1]、またアメリカ追随型ではない日本独自の研究や議論も重ねられて、この方面は一つの学問分野として確立された観がある。とはいえまだまだ諸説さまざまの分野で、マスコミに取り上げられることも多い。まずは、ここ三十年、特に日本でここ十年、論議を呼んでいる背景を簡単に述べておこう。

◆医療技術の急進歩

第一の背景として、序章でも述べた技術進歩が挙げられる。二十世紀には産業技術全般が進歩したが、ここ二、三十年の医療技術の進歩はまさに飛躍的である。人工呼吸器、透析技術、移植医療、人工生殖、遺伝子解読、等々の医療技術が失敗や疑問も伴いながら進展して今日に至っているし、文字通り「命懸け」の分野だけに、強い要請に突き上げられてますます前進が図られている。

言わば、「神の手」に任せられていた、任せるしかなかった領域に人間が介入できるようになってきたのである。かつては「死ぬときは死ぬ、生きのびるときは生きのびる」と達観し「生まれるものは生まれるし、生まれないものはそれが運命」とあきらめるしかなかった場面に、人為的変更の可能性が見えてきたのである。「いのち」とはまさに欲望の原点であるだけに、良くも悪くもこだわりは強くなるし、そこに知恵と労力とカネをかけることは人々の支持も得やすい。

例えば、植物状態での延命治療は、従来なら死ぬに任せるしかなかったケースに生きる希望を与えた。その技術進歩を後押しするニーズは確実にあるし、医師の使命感もかき立てる。しかし同時に、いつ死を受け入れるかを自分たちで考え、自分たちで手を下して死の時を選ぶことも降りかかってくる。また例えば、遺伝子解読から遺伝子治療、遺伝子操作という話になると、切実な病気の根本治療として「これぞ切り札」という夢が広がるし、そこに命運を託したくなる人はいる。しかしそれは、「人間改造」の世界に道を開き、従来の道理を超えた欲望をさらに煽り立てるかもしれない。また、「改造」が裏目に出たとわかっても時すでに遅く、取り返しのつかない負の遺産を人類に引き継がせるかもしれない。

こうして見ると、「天の配剤」を「人の手」が超えようとする今、いのちをめぐる「人の世（倫）」の「ことわり（理）」は神経を研ぎ澄まして考えねばならないのである。

◆人権意識の進展

第二の背景として指摘できるのは、二十世紀後半からの人権意識の進展である。アメリカでは、一九六〇年代の公民権運動からマイノリティ（少数派）への配慮が重視され、それもたんなる弱者救済というより、同じ仲間の人権保障として認識されるようになってきた。ドイツのナチス時代への歴史的反省、北欧諸国の福祉政策なども、人権がキーワードになっている。遅ればせながら日本でも、「戦後民主主義」がそれなりに新しい実質を獲得し始める。優生保護法の改正（第2章で詳述）に一九九六年までかかるなど多くの不十分な点はあるが、一応は「経済は一流、人権も一流へ」というところまでたどり着きつつある（最近は国債が格下げされるなど、経済が一流とは呼びにくくなるという皮肉があるが）。

こうした人権意識が、医療の世界にも反映されてくる。患者の立場に立った医療が正当性をもって要求される。障害者[2]や病者を特別視したり、健常者の社会から落伍した別世界の住人として扱うのは人権侵害であり、ともに生きる社会の隣人として、「受け入れる」というよりは「初めからいて当然」という発想に立つことが大切だ、と言われるようになってきた。「成熟した民主社会」の共同体規範として、多様な生のあり方を認め合う方向での「ともに生きる倫理」が、自覚的に求められる時代になっているのである。

以上、医療技術の急進歩と新しい人権の時代の到来が、生をめぐる倫理的論議を要請する背景になっていると言えよう。

２　生命倫理の今日的趨勢

今日の医療を、特に患者の扱い方を中心とした生命倫理の議論として考えると、次のような三つの趨勢があると指摘することができる。

◆脱宗教化、多元化

第一の趨勢は、「宗教的一元的倫理観から脱宗教の多元的な倫理観へ」というものである。

昔はそれぞれの地域、それぞれの民族に根づいている特定の宗教があって、それが生活の倫理、習俗のスタイルいっさいを一元的に統括していた。そしていのちの由来と行方についても、一神教は一神教なりに、多神教は多神教なりに、一つの答えを決定的に有していた。どう生まれ、どう生き、どう死ぬかについては、そこの神やその代弁者が告げる裁定があって、誰も疑問を差し挟まず、異議を唱えない状況があった。

今は、少なくとも日本を含む先進諸国においては、そうした一元的倫理観が支配することはなくなってきている。二十世紀後半から、科学技術と経済論理が推進力となった社会では、伝統宗教への信仰心が薄らぐ傾向がどんどん強まっている。もちろん今でも敬虔な信仰心をもち祈りを欠かさない人はいるし、ある宗教に特徴づけられた地域もある。しかし、一年三百六十五日、一日二十四時間の全てを「神の御心」を強く意識しながら生きている人は少ないし、地域ぐるみでそうしているところは見つけにくい。生き死にのあり方について、「神の意志」に確認を求める儀礼は踏まえるかもしれないが、実態としては「技術と民主社会に立脚した自分たちの意志」で決定を下しているのである。

しかも、情報流通の面で世界が狭くなっており、現実に他の地域社会に触れたり他の民族や文化と交ざりあって暮らす場面も増えている。異文化への理解や多様な価値観への容認が当たり前となりつつあるから、いのちへの考え方も多様で柔軟にならざるをえない。たとえ自分個人としては一つの生命観を強く抱いたとしても、他の人はそうではないであろうこと、違った生命観があることは、承知しておかねばならないと大半の者は思うだろう。倫理的判断にも多元的な要素が入ってくること、多くの人に共通する倫理原則は立てられるとしても最小限のものだけであとは多種多様になりうることを、皆が納得せねばならないのが現代なのである。

◆SOLとQOL

第二の趨勢は、「SOL絶対視からQOLの立場からの考察へ」というものである。

ＳＯＬとは sanctity of life の頭文字を取った略称で、「生命の神聖さ」と訳すのが一般的である。少し前は「生命の尊厳」と訳す向きもあったが、saint＝「聖なるもの」と同語源にあること、「尊厳死」を論じる際の「尊厳」＝dignity（人間的威厳）とは違うことを意識させるためか、最近は「生命の神聖さ」という訳語が主流になってきたようである。

一方、ＱＯＬとは quality of life の頭文字を取った略称で、「生命の質」あるいは「生活の質」と訳す。「生まれようとする胎児を障害を理由に中絶してよいか」とか「終末期患者の生命維持装置を外して死なせてよいか」といった、生かすに値するかどうかを決定的に分ける問題を語る文脈では、「生命の質」という訳語がふさわしい。また、「高齢者や病者、障害者がいかに快適に日々を送れるか」といった、日常生活の介護や支援に関する問題を語る文脈では、「生活の質」という訳語がふさわしい。本書では、前者の「生きるか死ぬか（生かすか死なせるか）」という決定的な場面を問題とすることが多いので、たいていは「生命の質」としてのＱＯＬを論じることになる。

さて従来、特にキリスト教圏で、ＳＯＬ（生命の神聖さ）が絶対視される傾向が強かった。いのちは神からの授かりものであるから人間が途中で投げ出してはならないのであり、絶対に尊重しなければ神の聖性を汚すことになる、というわけである。よって医療現場では、どんな条件下でも生かすことが最優先、という考えが強く出ることになる。

ところが近年、「どんな質の生命なら生かすに値するか」を考え直そうという風潮が出てきた。それは一つには、先に述べた「脱宗教」による自己決定の思潮にもよるが、現実には出生前診断で生まれる前の胎児の障害の有無がわかったり、人工呼吸器などで死をある程度先送りできるようになったという事情による面が大きい。つまり、いのちの「予測と操作」の可能性が出現したことから、「どうせ「よき生」が送れないならいっそ今死なせた方がいいのではないか」と考えることもあってよい、と見る向きが出てきたのである。我が子、我が親に対してもそういう考えを向けうるし、自分のことでも「植物状態で生きながらえるだけなら、それよりはいっそ尊厳ある死を求める」などと考える人もいるのが今日なのである。

この「SOL絶対視からQOLの立場からの考察へ」という趨勢は、新しいもので進歩的とも言えるが、手放しで歓迎できるわけではない。QOLから生き死にを考える営みは、生き方や死の迎え方を主体的に問い直すという意味では積極的に評価できる。しかし一方、生命の質に差を認めて「質が高ければ生かす、低ければ死なせる」と判別することから、差別思想を生みかねないという意味では危険な風潮だと言える。生死を分けるQOL論は「いのちの平等」に反する、という声もあり、そうするとSOL重視に戻った方がいいという話も当然出てくる。

よって、この趨勢は一方通行的な流れではなく、新しい風潮は出てきたが行きつ戻りつする流れなのである。そして、新しいものにさっさと移行すればいいと簡単に言うわけにはいかないのである。

◆パターナリズムとインフォームド・コンセント

第三の趨勢は、「パターナリズムからインフォームド・コンセントへ」というものである。

パターナリズムという言葉の語幹にあるのは「パター」で、これは「パパ、お父さん」という意味である。よってパターナリズムとは「お父さん主義」ということになるが、これではわからない。「父権主義」「温情主義」などの訳語があるが、どれも決定版にはなりえず、医療者、生命倫理学者はカタカナ語のまま「パターナリズム」で流通させている。本書でもカタカナ語で登場させていくが、まずここでは「家父長的温情主義」と包括的に訳しておこう。

ここで言う「パター」は、古い家制度の家長としての父である。一家の主として全ての決定権を握り、子どもたちには有無を言わせずその決定に従わせる。ただし暴君ではないから、子どもたちへの愛情は十分ある。愛すればこそ、よかれと思って、最も知恵と力のある自分が全責任を背負って決定を下すのである。「悪いようにはしない。お前たちのことを思えばこそなのだ。だから黙って従え」というわけで、ある種「温情的」ではある。

この父を医師に、子を患者になぞらえたのが、医療の世界における家父長的温情主義である。すなわち、医師に全責任を任せて患者は何も問わず黙って従えばよい、とする風潮を意味する。これは、プロである医師がよかれと思ってしてくれることに、素人である患者は疑問を投げかけるべきではない、という価値観に基づいている。

一方、インフォームド・コンセントの方は、マスコミでも多く取り上げられているので知られている。information（情報）の動詞 inform（伝える）の過去分詞と consent（同意）をつないだもので、簡単には「説明と同意」と訳されるが、ここではもう少していねいに「十分に説明を与えられたうえでの同意」と訳しておこう。すなわち、医師は患者あるいはその家族に、病状や治療法についての情報をきちんと与え、同意を得たうえで処置すべきだ、とする方針を意味する。「同意」といっても、最終決定は患者の側に委ねられており、医師の案とは別の「選択」や医師を替えることを含んだ「決断」もありうる。その点から、あえてインフォームド・チョイスとかインフォームド・ディシジョンという言葉に置き換える論者もいる。ただ一般的には、そのチョイスやディシジョンも含めての最終合意を目ざすという意味で、インフォームド・コンセントという語に落ち着いている。

さて従来、医療の世界ではパターナリズムが当然視されていた。病気のことを専門的に知っているのは医師であり、患者に少し教えてもどうせわからないし、かえって不安になるだけだから、説明に無駄な手間はかけずに合理的な処置をすればよいのだ、というわけである。そこには、患者にへたに考え込ませないようにという「温情」があると同時に、専門家として腕を振るうことを邪魔されたくないという医師のプライドもある。

ところが、すでにおわかりのように、このような方針は今日では通用しない。近年は、医師の権威主義を排して対等な医師患者関係を築くべきとの考えから、インフォームド・コンセントが重視されるようになったのである。医師が病気のプロとはいえ、その病気の体を抱えて生きていくのは患者自身である。先のＱＯＬ論とからめて言えば、患者本人が自分の体の現状を知らず将来決定にも関わらない方が、むしろ不自然と言える。医療の世界でも民主化と情報公開がやっと始まったと言えよう。

パターナリズムという語は医療の世界だけで使われるわけではないが、特に現代医療を語る際に取り上げられることが多く、それはたいていの場合、かつての医療を批判する文脈で持ち出される。よって、「パターナリズム」あるいはその形容詞を用いた「パターナリスティックな医療」という言葉には、マイナスのイメージがつきまといやすいが、いつもそうだとは限らない。例えば致死的病気の告知という問題で、本人の精神状態を考慮して今は告知せずにある程度治療を進めてから考えようという判断が、まさにパターナリスティックに出てくることはあるし、それを頭から非難することはできない。「医師のパターナリズム」は、インフォームド・コンセントの現代には打ち捨てられた古いもののようで、実は今もいろいろなケースでその是非が検討される新しい問題なのである。

3　医師と患者の関係のあり方

以上のような趨勢を踏まえて、医療現場で対面する医師と患者の関係はどのように追求されるだろうか。[3]

端的には、第三の趨勢として指摘した「パターナリズムからインフォームド・コンセントへ」という流れが、そのまま医師患者関係の目ざす方向性を物語っていると言える。太古の昔からつい二、三十年前まで、医師患者関係はパターナリズムで埋め尽くされていた。それが当たり前だから、パターナリズムという特別な呼称さえ必要なかった。それが近年になって、「医師は患者に（幼少、意識低下などの理由で難しい場合はその家族に）説明したうえで同意を得て処置すべし」と言われるようになった。かつての医師の姿勢は、「温情主義ではあっても父権的色彩が強すぎる」として反省を迫られているのである。

そもそも、ひと昔前の医師患者関係が悪徳に満ち満ちていたというわけではない。医師は「温情」を旨とし、伝統的な「ヒポクラテスの誓い」(4)に象徴されるように、良心と責任感をもって患者を救う営みを昔から続けてきたし、患者を裏切る医師の方が圧倒的に少なかったはずである。プロとしての誇りが医師を支えてきたし、大衆の多くはその誇りを是認し敬意を払ってきた。「プロ」「プロフェッショナル」とは字句どおり profession（専門職）を形容する言葉であるが、その profession をさかのぼれば profess（公言する）という語に行き着く。つまりプロフェッションとは、自らの社会的責任を世間に公言し遂行することで尊敬を得られる、よりすぐりの専門的な仕事なのである。伝統的には、医師と並んで聖職者、法律家が三大プロフェッションと呼ばれており、いずれも専門的訓練と良心に従った責任ある社会奉仕によってこそ評価される職業である（もちろん今日では、他の多くの職業もその名に値すると思われるが）。

前節の最後に述べたように、パターナリズムは全面否定されているわけではないし、今も時と場合によっては必要だという意見の方が、少なくとも医師の側からは多い。説明の煩雑さを嫌い昔ながらの権威に安住したがる医師がそう言っている、という面もないではないが、パターナリズムがぬぐい去られない原因は患者の側にもありそうである。患者の一部には、インフォームド・コンセントを自分で自分のことを知って決める福音だと考えずに、従来型の「お任せ医療」の方が楽でいいと思ってしまう傾向がある。末期ガンの告知など、まず本人が知るのが最適かどうか議論が分かれるケースはあるが、日常の健康状態や自分が飲んでいる薬の種類にまで無自覚なままでは、治せるはずの病気も治りにくくなる。自分からしつこいくらいに情報公開を求める姿勢を示した方が、適度な緊張関係をもって医師患者関係を改善するのに役立つのではないか。

4　医師患者関係モデル

著者も共著に加わった『人間論の21世紀的課題――応用倫理学の試練――』において、「医師と患者」という章を著わした樫則章は、そこで David T. Ozar and David J. Sokol の論文や Ezekiel J. Emanuel and Linda L. Emanuel の論文を受け止めながら、医師患者関係を四種類に分けて論じている。私なりの再整理でそれを圧縮すると次のようになる。

(a) 伝統的モデル

［関係］医師が全てを決定し、患者は従うのみ。

［疑問］患者の価値観を無視して患者の福利になるのか。また、処置後の人生の送り方を考えて数種の治療法から患者自身が選べてもよいのではないか。

［評価］パターナリズムそのもので現代には通用しない。患者の人権を尊重し、もっと患者に自

己決定させるべき。

(b) 代理人モデル

【関係】患者が全てを決定し、医師は患者の「代理人」として知識と技術を提供するのみ。

【疑問】医師は、たとえ不適切とわかっていても、患者の要求どおりに全てすべきなのか。

【評価】いくら「患者が主役」とはいえ、医師の専門知識や判断力を軽視しすぎで、かえって有効な医療とならない。

(c) 商業モデル

【関係】医師は市場で「医療サービス」を売る売り手で、患者は説明を受け比較して買う買い手。

【疑問】医療を商品売買と同じに考えるのは適切か。医師は「利ザヤ」を増やそうとする商売人でよく、患者は合理的に「お買い得」な品を選ぶ消費者でよいのか。

【評価】医師と患者が商業的利益を競い合うような関係では、健康回復という福祉につながらない。もっと相互の理解と信頼が必要。

(d) 相互行為モデル

【関係】医師は専門職としての技量と社会的責務を自覚しながら、相手を尊重して助言と処置を行なうし、患者も一人間としては平等という立場で、信頼を寄せながら説明を求め、自分の考えも示して助言を得ながら自己決定する。

【評価】インフォームド・コンセントがうまく機能すれば理想的。

少し解説を加える。(a)は文字通り伝統的に実在したモデルだが、(b)はその逆の極端を仮に想定してみたもので、実在するケースを語ったわけではない。(c)は(a)と(b)の両極端を乗り越えようと市場経済に身を置いて考えたものだが、いくら「医療もサービス業の時代」と言われても商取引に徹する医師はまずいないだろうし、ましてや患者は値段を比べて買ったり気に入らないからといって何も買わなかったりはできないのだから、この想定も現実的ではない。よって、(b)や(c)の思考実験を経ながらも、現実には(a)から(d)への移行を適切に進めるのが妥当だということになり、それはすでに述べた「パターナリズムからインフォームド・コンセントへ」という流れを有効なものにしていくことに帰結するのである。

〈ダイアローグ1〉

S(社会人ゼミ生):パターナリズムから早く卒業してインフォームド・コンセントをしっかり実現しよう、というのが一つの結論ということになるのですか。

T(教師):そこまで単純化できるものではなさそうだね。情報開示と自己決定の時代なんだけど、例えばガン告知について世論調査すると、日本では「自分は告知してほしいが家族がとなると黙っておいてあげたい」という答えがけっこう多い。矛盾しているとも言えるし日本人的なやさしさが現われているとも言える。自己決定といっても、世話する家族への気遣いが先に立てば自分の本意どおりには言えないかもしれない。結局は本人と家族と医療者のコミュニケーション、信頼関係がカギを握ることになるね。ただ、大きな方向としては、本人が全てわかって納得のいく選択をして、その本意を支える家族がいて、医療的支援がしっかりあって、生き抜けるところまでは一緒に頑張って、それでも死が訪れるとしたら最期には満足できる見送り方、見送られ方ができる……そんな環境を築くようにしたいね。

S：死に向かうという話になるとシビアになってきますが、もっと普通のケースで、インフォームド・コンセントはどんどん実現していくんでしょうか。うちの祖母なんか、お任せ医療そのものですよ。お医者さんに尋ねるのは恐れ多いし、聞いてもわからないから黙って薬だけもらってくるっていう感じです。

T：高齢の方に今から思考方法や行動様式を変えろと言うのは難しいかもしれないな。それなら、例えばあなたが時々おばあさんについていってあげて、病状や今の治療過程を一緒に説明してもらえばいい。今の時代の医者は嫌がらないと思うよ。万一説明を嫌がるような医者なら、替えた方がいいかもね。

S：私たちも積極的にお医者さんと向き合い、要するに「賢い患者」になる必要があるってことですね。

T：その通り。医者のインフォームは面倒がらずに受け止めてほしいし、自己決断するといっても、身勝手な思い込みにならないように医者との協力関係をうまく活用してほしいな。

S：先生は仕事柄、お医者さんとの付き合いも多いと思いますが、あちらに向かって提言なさることはあるんですか。あんまり言うとうるさがられません？

T：常識的な事しか言ってないよ。医療は日進月歩だから、忙しい中でも高度な専門技量の修得には日々努めて下さい。そして権威主義にも営利主義にも陥らない自律性を心がけて下さい。もちろん患者の人権には配慮して、できればその不安や苦悩にも寄り添うようなホーリスティックな、つまり全人的な治療をして下さい。そう言っているだけだよ。

S：けっこう言いたい放題言ってるじゃないですか。

T：あと、看護婦や看護士、今はまとめて看護師って呼ぶんだね、彼女たち、その卵たちにはこう言っている。あなたたちは医者と患者および患者家族との懸け橋です。医者ほど尊敬はされず、重労働で苦労は多いでしょうが、医者よりも長く近く患者に寄り添えるのはあなたたちです。板挟みでつらい思いもするでしょうが、どうか患者の思いをすくい上げられるように、医者の仕事が有効に患者の救いになるように、あなたたちが医療現場を支えて下さい。あなたたちに深い感謝と敬意を抱いている人はたくさんいるのですから。

S：いいこと言いますね。ちょっと芝居がかってるけど。

第2章　人工妊娠中絶

1　人工妊娠中絶の現在

ここに一つの新聞記事がある。二〇〇二年八月八日の朝日新聞で、見出しは「未成年の中絶 過去最多」となっている。「二〇歳未満の人工妊娠中絶が〇一年は四万六五一一件に上り、六年連続で増加し過去最多を更新したことが、厚生労働省の母体保護統計でわかった。……総数は前年より四四二件増の三四万一五八八件（前年比〇・一三％増）。二〇歳未満の妊娠中絶が一三・六％を占め、〇〇年より二〇三四件増えた（同四・五七％増）。……ほかの年齢層がおおむね減少傾向にある中で、二〇歳未満の増加は突出しており、性意識や性行動の実態調査を実施することにした。……」

統計に現われる人工妊娠中絶（以後、たんに中絶と呼ぶ）の数は氷山の一角に過ぎないが、全体の傾向を読み取る指標にはなる。この記事から二つのことが指摘できる。第一には、見出しの通り、未成年者の中絶がここ数年増加しており、厚労省が（若者の）性意識や性行動を問題視していることである。しかしむしろ、第二の点をこう強調したい。未成年者の中絶が増えたといってもせいぜい一三・六％を占めるだけで、中絶数で見ても全三十四万件中の四万件に過ぎない。つまり八六％以上、三十万件近くは成人の中絶なのである。

中絶問題と聞くと、多くの人は「未成年者が若気の至りで避妊もせずに……」というケースばかりを思い浮かべる。しかし現実には、成人の中絶の方が圧倒的に多いし、しかもその中でも、未婚ゆえの中絶よりも、正式に結婚している夫婦の間の子なのに「今つくる予定ではなかった」とか「もうこれ以上子を増やす気はない」といった理由で中絶するケースの方が多いのである。

若者の中絶はたしかに問題であり、「性のモラル」を問う声はあってよい。しかし成人すれば、そして結婚してしまえば、中絶問題から解放されるとは言えない。中絶は女性の、そして共同責任者である男性の、長き人生全体に降りかかりうる問題なのである。

2　中絶禁止か中絶容認か

まずは、世界の典型的な議論から、中絶への禁止派、限定的容認派、急進的容認派の論点を確認しておこう。

◆禁 止 派

伝統宗教には、中絶禁止の立場をとるものが多い。特にキリスト教の保守派であるカトリック系の人々は、人間の生命は神から授けられるものであり受胎の瞬間から生命は始まるから中絶は許されないとする。ちなみにローマカトリック教会は、避妊は子を授かることと切り離した性への耽溺になるから認められないとする。（中絶を禁じ避妊をも認めないというのは、「建前」とはいえ少々厳しすぎる気がする。[1]）また、プロテスタントの人々も、中絶しないと妊婦のいのちが奪われる場合を除いて、基本的に中絶は禁止すべきとしている。

◆限定的容認派

今日の生命倫理の諸議論の中では、トムソンの『人工妊娠中絶の擁護』（一九七一年）が限定的容認論として取り上げられる。彼女はいくつかの例え話を出しながら、①着床したばかりの受精卵は人間とはいえないから妊娠初期の中絶は殺人ではないこと、②母体が危険にさらされるときは妊婦の自己防衛権として中絶は許されること、③レイプなど自発的同意によらない妊娠なら中絶は許されること、を主張した。

こうした限定的容認条件は、実はいくつかの国の中絶限定容認法規にすでに取り入れられている。

法律の世界では、容認条件を「適応規制」と「期限規制」という二種類の用語で区別している。トムソンの論の②③など特殊事情に配慮して容認するのが適応規制であり、①のように妊娠初期の期間内なら容認するのが期限規制である。たいていの国はこの二種類の条件を組み合わせて、中絶の限定的合法化を図っている。

◆急進的容認派

生命倫理の諸議論で中絶問題に波紋を呼んだのは、トゥーリーの『人工妊娠中絶と嬰児殺し（邦訳書題名・嬰児は人格を持つか）』（一九七二年）である。彼は、たんに生物学的に人間であるだけでは生存権をもたない、人格（パーソン）を有する人間のみが生存権をもつ、と主張する。その「人格」を決めるのは「自己意識要件」であり、「その者が経験や他の心的状態の持続的主体としての自我の概念を有し、自らそうした持続的主体と信じている場合」に人格ある人間だと論じる。よってそんな「自己意識」のない胎児を中絶すること、さらには生後二、三週の嬰児を障害などの理由で殺すことまで、容認されるとするのである。

トゥーリーのような言い方はしないにしても、「リプロダクティブ・ライツ」の観点から中絶を広く容認しようという主張は、フェミニスト（女性権利擁護論者）などがしばしば展開している。「リプロダクティブ」とは「再生産」から転じて「子産み、生殖」を意味するから、「リプロダクティブ・ライツ」とは「生殖の諸権利」ということになるが、生殖の前提には性のやり取りがあること、これまで不利な立場を強いられてきた女性の側からの権利主張であることを考慮して、「性と生殖に関する女性の権利」と訳しておこう。この権利論からは、子産みの負担を一身に背負うのはもっぱら女性であるから当の女性に産む産まないの決定権を全面的に与えるべきだ、という主張が出てくる。

3　パーソン論をめぐって

今述べたトゥーリーの論は、良くも悪くも生命倫理の議論に新しい地平を開いたと言われる。それまでの議論が生物としての人間をどう尊重するかを考えの基準とし、受精卵はすでに人間（生物）か、あるいはどの時点から人間になるのか、といったことを問うてきたのに対し、「人格（パーソン）」を基準概念に導入したからである。それは、「生まれる間際」の倫理問題のみならず、心身状態が極度に悪化した高齢者や終末期患者、植物状態の人の扱いといった「死ぬ間際」の倫理問題にも当てはめて語られる。ここに「トゥーリー以後」の一時代は、「パーソン論」をめぐって展開することになる。

◆トゥーリーの「行き過ぎ」の修正

トゥーリーのパーソン論に示唆を与えられながらもその大胆な結論には異を唱える、「修正パーソン論」とでも呼べるものがいくつか示されている。代表的なものは、エンゲルハートの『医学における人格の概念』（一九八二年）である。彼はトゥーリーの「人間の生物学的生命と人格的生命の区別」

を認めつつも、トゥーリー的な「厳密な意味での人格」のほかに「社会的な意味での人格」があるとし、こちらにも生存権を認めることで、「最小限の社会的相互作用に参加しうる」胎児や嬰児を擁護する論を立てる。

その他、プチェッティは『ひとのいのち』（一九八二年）において、「ひとになりつつあるひと」という拡張的人格概念をもって嬰児を、そしておそらくは妊娠終期の胎児をも擁護する。またカイザーリンクは『生命の尊厳（神聖さ）と生命の質は両立可能か』（一九八三年）において、「人間の人格的生命」を重んじながら生命の神聖さと生命の質との両立を訴え、障害のある嬰児にはそれなりの医療を求めるとともに、ある限度を超えていれば安楽死も認めるとしている。（以上、トムソン、トゥーリーからカイザーリンクまでの諸論は、いずれも邦訳書『バイオエシックスの基礎——欧米の「生命倫理」論』に収録されている。）

◆パーソン論批判

パーソン論は、欧米の生命倫理論の一つの大きな流れを形成しており、「生命倫理を語ることとは、つまりはパーソン論を唱えることだ」と見る人もいる。が、その見方は視野が狭すぎる。実際、「人格」を基準概念とすること自体を批判する考え方もある。その要点はこうである。「人格」に例えば「社会的」という拡張概念を付加して包容力を持たせたとしても、所詮は「完全なる人格」である大人が功利的に胎児や嬰児（そして意識レベルの下がった高齢者など）を受け入れてやろうという、大人の視点からのご都合主義に過ぎないのではないか。そこにあるのは、かつての生命至上主義に代わる人格至上主義でしかないのではないか。

こうしたパーソン論批判の一例として、森岡正博の『生命学への招待』（一九八八年）第九章「パーソン論の射程」を概観してみよう。彼の論の骨子はこうなる。

①パーソンであることとイコール生存権を持つこと、とは言えないのではないか。

②パーソンは自己意識要件で決まるとなると、自己意識のない植物状態患者や死んだばかりで目の前にある肉親の死体への人間的配慮は認めない、ということになる。

③仮に生存権を持たないとしても、殺しても一切道徳的に非難されない、ということにはならない。

④そこで、人格理論よりも他者理論を提唱したい。すなわち、「私と他者との関係性」を重視し、その代替不可能性・非対称性に基礎づけられた倫理の構築を目ざす。

森岡の論は、夫婦がまだ生まれていない胎児を家族として扱う情景や、昏睡状態から死に向かおうとしている老親を子が見守る情景を思い浮かべると理解しやすい。確かに、誕生以前に他者関係が始まることはあるし、意識喪失や死をもってその関係が終わるとは言えない。

4　中絶議論の整理

中絶が現実にどう許可される方向にあるかという現状も見渡しながら、ここでいったん整理しておこう。

◆三半期論

アメリカの判例を見ていて、あるいは日本の学会や審議会の議論を聞いていて、一つの有力な説として、妊娠期間を三つに分けて、この「三半期」で中絶許可の分岐点を設定するという考えが浮上してくる。「第一・三半期」、「第二・三半期」、「第三・三半期」という分け方になるが、以下では簡単に第一期、第二期、第三期と呼ぶことにする。

第一期は、妊娠初期で、社会的に認められる事情（適応事由）の有無にかかわらず、当の女性が望めば「自由に」中絶できるとされる時期である。標準的な妊娠期間四十週のうち十二週あたりまでが想定されている。第二期は、妊娠中期で、その社会が認める「適応事由」に当てはまれば中絶できるとされる時期である。第一期後から「母体外生存可能性」の発生前とされる妊娠二十一週あたりまでが想定されている。第三期は、妊娠後期で、原則的に中絶はできないとされる時期である。第二期後から出産までということになる。

強硬な中絶禁止論者は第一期はもちろん第二期も認めないだろうし、急進的な中絶容認論者は第一期が、少なくとも第二期が四十週に大きく及ぶべきと主張するだろう。また、第一期と第二期とを区別することに異議を唱える声もある。第三期の始まりについても、母体外生存可能性の発生時期は医学の進歩でどんどん早まるだろうからどこに設定するかは難しいという意見、将来「人工子宮」が開発されれば意味がなくなるからむしろ「脳死」概念を対称的に適用して脳の発生時点を分かれ目とすべきだという意見がある。さらに、第三期の「原則的に中絶できない時期」という規定にしても、胎児の障害や母体の危険を「深刻ならば原則の例外」としていけばだんだん第二期に吸収されてしまうとも考えられる。

◆現実的な提言

このように、「適応規制」や「期限規制」をどう当てはめるかは議論の分かれるところであり、そもそも中絶の是非論は、各人の宗教観が背景にあれば特に、完全な合意に達することは期待しにくい。それでは今の現実に対して何ができるか。倫理学の仕事には、原則論を打ち立てようとすることだけでなく、現実的な方針を提言することも含まれていると考えるので、後者の方面から三点、論じておこう。

第一点。中絶禁止論者も容認論者も「中絶せずに済むならそれに越したことはない」という点では一致できるのではないか。ならば、中絶を減らす環境は整えようということになる。具体的には、避妊教育の充実（この点では、避妊措置を建前としては認めないカトリックの人にも譲歩してもらって）、性犯罪の防止、障害者や貧困家庭への福祉などの諸施策が考えられる。

第二点。中絶をめぐる迷い、悩み、心の傷に対処できる社会であってほしい。本当に中絶せざるをえないのかの相談にのり、やむをえぬ中絶にはアフターケアを果たすカウンセリング体制を築くことである。専門医やソーシャルワーカーの育成と簡便な相談窓口の普及が望まれる。

第三点。中絶問題に男女共生の視点を忘れてはならない。少なくとも、「男の身勝手による女の一方的負担」という構造は変えたい。男女差別を解消する教育や情報のあり方を考えていくべきだし、父系主義的社会風潮も見直すべきだろう。

5　日本の優生保護法と母体保護法

中絶問題が現代史でどう扱われてきたかを、日本の第二次大戦後の優生保護法と最近の母体保護法に絞って見ておこう。日本の戦前史や他国の法制度との比較は紙幅の制約から割愛する。

◆堕胎罪と優生保護法

まず建前として言えば、昔も今も中絶は違法である。刑法二一二条には堕胎罪が明記されている。違法なだけに、危険で不健全なヤミ中絶は昔から横行していたが……。それが第二次大戦直後、人口急増に出産調整で対処する必要が出てきて、限定的な中絶合法化がなされた。一九四八年の優生保護法制定がそれである。

限定的合法化で始まったのだが、その後は事実上自由化の道をたどる。一九四九年にはいわゆる「経済条項」が追加され、遺伝病、強姦、健康上の問題などの理由以外に、経済的理由でも(2)中絶できるようになった。また一九五二年には地区優生保護審査会の審査を一切不要とする改正がなされ、一人の優生保護法指定医の判断のみで中絶が行なえるようになった。こうした改正の背景には、収まらない人口急増とヤミ中絶をくい止めたいという事情があったのだが、結果的には、「経済的理由」を「一人の医師」に認めてもらえば誰でも手軽に中絶できるようになり、日本は世界にもまれな「中絶天国」になった。

◆優生保護法の改正

この「自由化」によって中絶が急増し、人口増は収まり始め、むしろ若年労働者不足が懸念されるようになってきた。一九六〇年代あたりから、「中絶天国と呼ばれるのは不名誉だ」「経済的理由が安易に使われ過ぎる」といった理由から「改正」しようとする動きが何度かあったが、女性団体などの反対運動もあって実現しなかった。

ところが、改正は意外な方向から予想外の早業でなされた。一九九六年、自民党勢力から「優生」思想の条項を削除し法律名も「母性保護法」と改める提案が前ぶれもなく出された。「女に母性を押しつけるな」という反対論に少し譲歩する形で名称だけは「母体保護法」に修正されたが、実質的論議のないままわずか五日の審議で可決された。超党派の女性議員たちが「女の権利としての出産と中絶」の根本的論議を求めたが、一切反映されなかった。

◆改正「母体保護法」の問題点

この「スピード決着」にある問題点を挙げておこう。

第一に、終戦直後の優生保護法がそのまま一九九六年まで残っていたこと。この法律はその名のとおり「優れた生を保護する」という趣旨のもので、裏を返せば障害者や遺伝病者を「劣った生」として切り捨てるという発想の法である。そこには「不良な子孫の出生を防止する」と謳われ、その趣旨の下、心身に障害を持つ者やハンセン病患者までが（遺伝病ですらないのに）強制的に断種すなわち不妊手術を受けさせられた。ここがこの法律の本筋であって、一般的中絶限定容認の条項がむしろ付け足しなのである。[3] よって、差別的側面が改正されたことは評価できるが、あまりに遅すぎたと言える。[4]

第二に、削除改正にあたって反省的総括がなされなかったこと。優生思想の問題性をきちんと議論せず、障害者の生存権や遺伝病への考え方を突き詰めることを避けて通った。例えばスウェーデンは、一九七六年まで同様の不妊法を持ち、やはり障害者や遺伝病者に強制的不妊手術を行なっていたが、今はその非を真摯に認めて、一九九九年からは不当な不妊手術を受けさせられた人々に補償を始めている。日本の対応のあいまいさはとは大きな違いがある。

第三に、リプロダクティブ・ライツやリプロダクティブ・ヘルス（性と生殖に関する女性の権利および健康）という視点からのアプローチがなされていないこと。「産む産まないは女が決める」という言い方で全て片付くかは意見の分かれるところだが、男女共生を語るなら、女性が負わされてきた負担をどう考えるかは、まさに二十一世紀の課題である。この議論を避けていては、新時代を担える法律とは言えない。

◆これからの議論の焦点

今後、この母体保護法のさらなる改正が遠からず論議されるであろう。今述べた第二、第三の点は考えるべきだが、それ以外に予想される議論の焦点を二つ挙げておこう。

その一。「経済条項」は削除すべきだろうか。「安易な中絶の口実に使われ中絶天国という汚名の元凶になっている」「豊かになった日本に経済的理由はなじまない」として、削除すべきだという意見が一方にある。他方、「これもリプロダクティブ・ライツの一つである」「まだまだ立場の弱い女性にとって経済的理由は貴重だ」として、残すべきだという意見もある。

その二。「胎児条項」を追加すべきだろうか。これは、胎児に障害が見つかった場合は中絶してよいとするもので、世界にははっきり入れている国もあれば、あえて外している国もある。日本では今のところ追加されてはいないが、経済条項の拡大解釈（障害児養育は負担が大きく経済的にも苦しくなるとして「経済的理由」に持ち込めるということ）で事実上追加されているようのものだ、という見方もある。この胎児条項については、「不幸や負担を回避するためにはっきり追加すべきだ」との意見が一方にあるが、他方、「障害者差別の優生思想になるから入れてはならない」との意見もある。

著者は、フェミニズムが主張されねばならなかった男女差別の歴史やシングルマザーなど多様な生き方が模索されるこれからの社会を考慮すると、産む産まないの選択を決断するうえで経済条項はまだ残すべきと考える。中絶経験者の聞き取りから当事者の苦悩や後悔を知るにつけても、「安易な中絶」が横行しているとは思わない。仮に「中絶が多すぎる」としても、それを減らすには経済条項廃止とは別の方策が求められるべきだと思う。一方、胎児条項については、やはり「障害児なんて産むもんじゃない」という風潮につながる危険性が高いと判断しており、追加すべきではないと考える。例えばドイツは、数年前にそれまであった胎児条項を削除している。この見識を高く評価したいと思う。

〈ダイアローグ2〉

P（大学院生、女性）：中絶容認を「三半期」で考えるっていう話がありましたけど、私は「第二期」はいらないと思います。中絶せざるをえないとすれば、そこには当の女性にしかわからない事情があるんだろうし、一番悩んで決めるのはその女性です。周りに理由を説明する必要はないと思います。当人が決めたのなら、医者は理由を問いたださずに中絶手術に応じるべきではないでしょうか。

U（学部生、女性）：私はむしろ逆で、「第一期」がいらないと思います。中絶が認められるとすれば、それは「第二期」的な社会に説明できる理由があってこそでしょう。「理由説明を求めるのは酷。当人が一番悩んだうえのことなんだから」という言い方は、身勝手で無責任な理由も許すことになりそうな気がします。今の日本では中絶できるのは妊娠二十一週までですが、全て「第二期」的な理由を求めているんでしょう？

T（教師）：それはそうだけど、日本は「経済的理由に持ち込めればＯＫ」という状況があるから、適応事由に厳しいとは言えないな。最近は、「第一期」もごく初期だけなら認めようという意見が出ているね。

P：「第三期」の始まりですけど、母体外生存可能性の発生時点はだんだん「早産記録」が更新されて早まりますよね。私は「脳の形成時点」とした方が合理的だと思うんですが。

T：それはそれで、どの段階をもって「脳が形成された」と見なすかが難しいんだ。妊娠十八週くらいと見る人もいれば、もっとずっと早いと見る人もいる。「胎内記憶」という話になるならもっと遅くなるかもしれないし。

U：あと、私は「産む産まないは女が決める」という言い方にも抵抗を感じます。妊娠は男女の共同責任だし、決断の重みも男性が半分は背負うべきでしょう。それと、「女が決める」と言うと、胎児の生存権が無視されている気がします。

P：いつも男が物わかりが良くて半分背負ってくれるとは限らないでしょう。男は責任回避もできるけど女は我が身のことだから逃げようがない。だから「女が決める」と言っておく必要はあると思う。胎児の生存権については……やはりおなかの中にいる間は、女の決定権の方が優先するかな。

T：胎児の生存権か、女性の決定権か、という二者択一で考えるのは議論を硬直させてしまうんじゃないかな。両者は対立的にしか存在できないんだろうか。あるいは、中絶論議を「権利」論で考えることが、そもそも得策でないのかもしれない。

第3章　子を産む技術・子を選ぶ技術

1　人工生殖の技術

子を望んでいるのにできない、いわゆる「不妊」のカップル(1)は十組に一組はいるとされている。以下に示す人工生殖技術は、不妊に悩む夫婦に希望を与えるものではあるが、様々な問題を伴うことにもなる。まずは技術一覧から入ろう。

(A)　人工授精

ED(勃起障害)など夫側の原因で子ができない場合、別の形で採取した精液(凍結保存)を妻の排卵期に合わせて人工的に子宮内に注入する。注入するだけで精子と卵子との結合は天に任せるので、とりあえずは「受精」でなく「授精」である。（ア）夫の精子を使う場合と、（イ）ドナー（提供者）の精子を使う場合がある。（次のB以下ではたんに（ア）の場合、（イ）の場合と称する。）（ア）の人工授精をAIHと呼び、精子の濃度が低いときは濃縮してから注入することもある。（イ）の人工授精をAIDと呼び、夫が無精子症である、あるいは夫の遺伝病を受け継がせたくない、といった事情で行なうケースが考えられる。

（B）体外受精

妻の卵管閉塞などで自然なままでは妊娠に至らない場合、排卵誘発剤と腹腔鏡手術あるいは膣経由による採卵で、妻から数個から十数個の卵子を取り出し、「受精」させたうえで妻の子宮に胚移植する（細胞分裂を始めた受精卵を胚という）。かつて「試験管ベビー」と呼ばれたが、試験管の中にあるのはほんの数日である。（ア）の場合、夫の精子が少ない、あるいは不活発である、といった理由が体外受精に踏み切らせることも多い。このときは顕微受精とくにICSI（イクシー、卵細胞質内精子注入法）がよく用いられる。それでも（ア）では無理となれば、（イ）に頼ることになる。

（C）卵子提供

卵巣摘出などで妻の卵子が採取できない場合、別の女性の卵子をもらって妊娠出産する。人工授精的な手法（別女性に人工授精し、洗浄法で受精卵を取り出し、妻に移植する）と体外受精的な手法（別女性に卵子を外に出してもらい、試験管かシャーレの中で受精させ、妻に移植する）がありうるが、後者の方が多い。精子についてはまずは（ア）が、それが無理なら（イ）が考えられる。

（D）代理出産

内臓疾患などで妻が卵子は出せるが妊娠が困難な場合、妊娠出産を別の女性に頼む。「借り腹」とも呼ばれ、立場を替えれば「貸し腹」とも呼ばれる。やはり人工授精的な手法と体外受精的な手法がありうる。そして精子はやはり、まず（ア）が、それから（イ）が考えられる。

（E）代理母

妻が卵巣も子宮も摘出したなどで卵子採取も妊娠も不可能な場合、全てを別の女性に頼む。[2] いわばC兼Dで、C女性とD女性は同一人物である（一人の女性に人工授精して出産まで任せる）のが普通だが、C女性とD女性が別人となることもある。例えば、白人夫婦が白人女性の卵子を求めながら四十週に及ぶ妊娠は黒人女性に頼む、というケースがある。精子についてはやはりまずは（ア）、でなければ（イ）となる。

2　人工生殖の問題点

◆遺伝的つながり

A～Eいずれもイでは、子は育てる父と遺伝的つながりがない。特にCイ、Eイでは育てる母とも遺伝的つながりがなくなる。それは承知で始めるはずなのだが、家族がカベにぶつかったとき、「そもそも私の子ではないし……」という思いが浮上してきて悪い方に作用する可能性はある。親が引っかかりを覚えながら子育てをすれば、子にも悪影響が出るだろう。不信感など心理的負担があとで襲ってくるかもしれないことを、子どもがほしい一心の時期に本当に「覚悟」できているのだろうか。

始めるからには「血はつながっていなくても愛しつづける」という覚悟を決めるべきだし、あとでその覚悟を裏切るべきではない。しかし誰もがそんなに「強く」生き抜けるとは限らない。まずは当の夫婦の決断責任の問題だが、カウンセリングやサポートの体制も必要だ、という話になるのかもしれない。

◆ドナーの匿名性と子の「知る権利」との矛盾

従来、精子や卵子のドナーの名前その他のプロフィールは秘匿するのが妥当だと考えられてきた。ドナーの姿がちらつくのは家族の一体感をつくるのにマイナスだし、あとでドナーとの間で奇妙な親権問題や相続問題が発生しても困るから、というのがその理由である。ところが、「知る権利」が強調される時代となり、遺伝子への関心も高まっている。「自分のルーツを知りたい」「自分がどんな遺伝的素因をもっているかを知るのは健康管理上も当然だ」という声が強まっている。「親子の名のりをしたいわけではないが、やはり知っておきたい。将来巡り合う恋人が実は偶然同じドナーの子で、知らない間に近親相姦になってはまずいから」と本気で訴える者もいる。もはや知らせるべきなのだろうか。ドナーの方からは、「匿名という条件で提供したのに、今さら変更されるのは約束違反だ」という声も上がるが……。

おそらく今後は、ドナー情報を管理しておく医療情報センターのような機関が必要になるだろう。遺伝子が関係する病気などで医療的必要性は出てくるかもしれないからだ。あとは、「知りたい」と子が要求してきたらどうするかである。たんなる知的興味なら応じる必要はないとも言えるし、当人にとっては切実なのだから知らせるべきだとも言える。知らせるにしても、どこまで知らせるか、会いに行くことまで許すのか、といった問題が出てくる。コーディネーターの監督の下で限定的に伝える、といったあたりが「落ち着きどころ」になるのだろうか。

◆体外受精の諸問題

現在、日本で一番「ポピュラー」な人工生殖は体外受精で、毎年約一万人の体外受精児が誕生している。つまり日本社会の子どもの百人に一人は体外受精児なのである（人工授精児は過去の通算で一～二万人といわれる）。が、この体外受精は、女性の肉体的負担が大きいわりに成功率が二〇％と低い。一回に三十～五十万円もかかり（人工授精は一回一万円あまり）、何回でもトライしたいができるのは年二回のボーナス月だけ、という笑えない話もある。(3)

また、成功率を上げるために受精卵を数多く作って数個を母体に戻すとすると、移植胚が思いのほか多く成長して四つ子や五つ子の胎児がひしめき合うことがある。すると「全滅」を恐れて「減数手術」（「減胎手術」ともいう）を行なうことになり、「殺す子」を選ぶという皮肉な悲劇が起こる。（最近はこれを恐れて「母体に戻すのは一回につき三個まで」としているが、三つ子でも安全とは限らない。）

一方、戻さなかった胚は凍結保存されるが、いつまで保存するのか。廃棄するのも少し心が痛むが、かといって実験研究材料に転用するのも、本来の目的から逸脱することにならないだろうか。第5章で述べることになる胚性幹細胞（ＥＳ細胞）の研究には、この「余剰胚」が魅力的な研究材料になる。少なくともその転用には、当の夫婦にインフォームド・コンセントを取る必要があるが、不妊治療で「お世話になった医師」に頼まれれば嫌とは言いにくい。断る自由を確実に保障する環境は必要だろう。

◆「別の女性」がからむことの問題

先述のC～Eでは、別の女性が大きな「犠牲」を伴って関与する。精子ドナーでも別の男性が関与するが、マスターベーションで精液を採って一万円ほどと引き換えに医師に渡すのは、とりあえず大した犠牲ではない。女性の場合は、卵子を採取するのは肉体的に大変だし、妊娠となればそれこそ命懸けである。よってCでもそこそこの報酬を考えることになるし、DやEなら年収分くらい、という話になる。こうしてお金がからんでくると「商売」が入ってきて、眉をひそめたくなる事態も生じるだろう。かといって「無報酬」を原則とすると、姉妹など近しい者しか協力者はいなくなり、多くの夫婦は断念せざるをえなくなる。それにそもそも、姉妹など後々も深い交流のある者が協力するのは、その子をめぐる奇妙な血縁関係、微妙な親族関係が一生続くことになり、かえって好ましくないかもしれない。

また、D、Eでは、協力者女性が「母性に目ざめ」契約に反してでも子の引き渡しを拒否する事態が生じうる。有名なのは一九八六年アメリカでの「ベビーM事件」で、このときは裁判で依頼者夫婦に養育権を認め代理母には訪問権を認めるという結論になった。また逆に、生まれた子が障害児だったとか依頼者夫婦が離婚したという理由で、子の引き取りが拒否されるケースもありうる。

著者は、こうした可能性・危険性を十分予測したうえでかなり完成度の高いガイドラインをつくってからでないと、C～Eは認めるべきではないと考える。少なくとも、女性が「子産みの道具」のように扱われる事態は避けるべきだろう。

3　「産むこと」から「選んで産むこと」へ

◆精子、卵子の「カタログ化」

先の「精子ドナー」、「卵子ドナー」、そして「腹の貸し主」は、本来は不妊に悩む夫婦を助ける匿名のボランティアであった。そして受け取るカップルも、「子さえ授かれば……」とそれだけで満足し、相手の「えり好み」はしなかった。医療機関もさせなかった。不妊治療費もほぼ「一律」に収まっていた。ところが、情報開示と商業主義の時代を背景に、匿名はやめる、報酬は払う、という流れになってくると、ドナーは学歴や容姿などで分類・ランクづけされ、価格差もつきはじめる。精子、卵子の、さらには貸し腹の「カタログ化」が、一部ではすでに始まっている。

最も「自由な商売」が横行しているアメリカでは、いろいろな「特長」を備えた精子、卵子を提供する「精子バンク」「卵子バンク」がすでに市場で認知されており、そこを頼りに渡米する日本人カップルもいる。「日本人として育てたいので、できれば東洋系の女性の卵子を……」という程度の要望ならまだ共感できるのだが、「ドナーの身長は……、知能は……、スポーツ歴は……」といろいろ注文が出されてそれに応じる価格別カタログが提示されるとなると、果たしてこれでよいのだろうか、と考えさせられる。それも「幸福追求権」の一つなのだろうか。

「高くても「いいもの」を」と買い求める人がいれば、「いい値段で売れそう」と売りに出す人も出てくる。スーパーモデルが自分の卵子をインターネットオークションにかけたら高値がついたそうだ。「優秀な精子求む」と広告を出せば「有名大学卒」の男たちが立候補するらしい。彼らは、「報酬も魅力だが、自分の遺伝子が世に栄えるのは小気味いい。人類への貢献にもなるしね」と誇らしげに語るという。「ドナーの匿名性よりも子の知る権利が優先する」という風潮が強まれば、「将来その子に私のことを知られてもかまわない」という「妙な自信」のある人だけがドナーに残ることになりそうだが、それはある種「ゆがんだプライド」なのかもしれない。

さて、需要と供給があって、成り立たせる技術があって、それらが「市場」で価格も定まるならそれでいいのだろうか。自由主義経済は欲望と野心の拡大再生産を続けるのだろうか。著者は、「いのちの商品化」には強い抵抗感をもつし、選び抜かれた「パーフェクトベビー」や「デザイナーベビー」と呼ばれる子が親の野心を満足させるような生育歴をたどるとは思わない。子が生まれ、育ち、それぞれの人生を歩む意義を、親が勝手にゆがめるべきではないだろう。

◆男女産み分け

女性の性染色体はXXで男性の性染色体はXY、よって男女の間に子ができるときは男性からXが来るか、Yが来るかで子がXXの女児になるか、XYの男児になるかが決まる。だから女児と男児は半分ずつ生まれる。ところが、「パーコール法」といって、男性の精液を遠心分離器にかけてX染色体とY染色体に大まかに分ける方法がある。これに人工授精を合わせて使えば、男女産み分けは八〇%程度の確率で望みどおりにできるという。

産み分けへの賛成論は以下のようなものが考えられる。家族計画において望む性の子が得られるのは良いことだ。昔から「こうすれば男児ができやすい」「ああすれば女児ができやすい」という嘘か本当かわからないような方便はあった。それが技術的にはっきりできるようになったに過ぎない。望む性の子が得られれば、「子どもはこの二人目で打ち止め」といった具合に、国家規模や世界規模での人口抑制にも貢献できる。

反対論はこうなる。男女人口比がアンバランスになる。日本は少しマシになったが、男尊女卑の傾向が強い国はまだ多く、そこでは男児ばかりが増えて将来の婚姻制度などに混乱をもたらす。また、低い確率にせよ望みと反対の性の子が生まれることもあるわけで、そのときの親の失望感は子育てに悪影響を与える。出生前診断で望まない性の子を中絶する人までいると聞く。男女産み分けはそんな傾向ともあいまって、性差別を助長する。

この問題は、産み分けが自由の乱用かどうかということよりも、世にある男女差別そのものをどうなくしていくかという課題に行き着くのではないか。一般論として言えば、「選べる自由」はあった方がよい。しかしそれは、どちらの選択肢にも差別的でないメリットがあって、あとは純然たる好みや個人の都合の問題にすぎないという場合に限られるだろう。

◆出生前診断

妊娠期間四十週のどこかで胎児の障害や遺伝病を診断し、場合によっては中絶することになる。こうした判別に基づく中絶を、第2章で見た「一般的中絶」と区別して「選択的中絶」と呼ぶ。主な診断法とその問題点を挙げよう。

(A) 超音波診断

エコーによる胎児の画像診断。外形的障害のみならず内臓欠陥の情報も得られるが、「発見」と呼ぶには不正確なところも多い。妊娠五〜六週から可能で定期検診に取り入れられやすいが、超音波の胎児への長期的な悪影響はないとは言えないし、いつもチェックして一喜一憂するのが健全なのかは疑問も残る。

（Ｂ）羊水診断

腹部に注射針を刺して羊水を採取し、その中の胎児細胞を培養・分析し、染色体異常や遺伝子異常を調べるもの。妊娠十五〜十八週に行なうが、針を刺すわけだから流産の危険性も〇・三〜一・〇％ある。ダウン症[5]などの「確定診断」として選択的中絶へと「背中を押す」ことにもつながりかねず、流産の危険性と合わせて受診すること自体が微妙な決断を迫ることになる。

（Ｃ）絨毛診断

膣から鉗子《かんし》を入れて胎盤絨毛の一部を切り取り、そこの付着した胎児細胞を培養・分析するもの。妊娠九〜十二週と羊水診断より早期にできるが、誤診の可能性もあるし、流産の危険性は四％ほどと高い。「異常」の可能性があれば結局は羊水診断で再確認することになる。

（Ｄ）胎児採血

胎児の臍帯から針で血を採って診断するもの。流産の危険性もあるし、妊娠二十週以降に行なうので選択的中絶を仮に行なうにしても遅い時期になり、身体的・精神的負担は大きい。

（Ｅ）母体血清マーカーテスト

妊婦から採血し胎児由来のタンパク質の異常を調べるもの[6]。妊娠十五週ごろから可能でダウン症や二分脊椎症[7]の確率を予想するわけだが、「確率」が過大視されやすい危険性があるし、「確定」したいなら羊水診断もリスク覚悟で受けなければならない。

以上を見てわかるように、「定期検診」化しているＡを別とすれば、Ｅの登場は妊娠プロセスに大きな変化をもたらす可能性がある。とりあえずは腕から血を採るだけでよいので、直接には流産の危険もなく、妊婦は誰でも「気軽に」受けられる。一大決心もいらずに「一応念のために」「安心のために」受けるということになりやすい。しかしそもそも、いったい何が「念のため」で何に「安心」するのか、その精神構造から倫理的に問われるべきなのかもしれない。

かつて子どもは「天からの授かりもの」であり、先天的な長所も短所も、ときには障害さえも、授かった運命として受け入れられてきた。ところが今、「天の為すまま」でなく「先回りして選べる」という時代に私たちは入りつつある。それが幸せな時代なのかどうか……。

「選択的中絶が倫理的に問題だというなら、体外受精をして受精卵の遺伝子を診断し、正常なら子宮に戻すし異常があれば戻さない、という手がある」という提案もある。出生前診断のさらに先回りをする「受精卵診断」あるいは「着床前診断」と呼ばれる方法である。しかしこれにも、「重篤な遺伝病の因子を親が抱えているのなら、それも認めてよい」という賛成意見がある一方で、「本来は不妊のカップルのためにある体外受精を、普通に妊娠できるカップルが「子を選ぶ」ために使うのは技術の乱用だ」という反対意見もある。

今日本で出生前診断が考えられるとき、主なターゲットとされている「異常」はダウン症である。その症状には重いものも軽いものもあるが、著者が「ダウン症児の親の会」や養護学校と接してきた経験から述べれば、「早期に芽を摘む」という発想には賛成できない。染色体異常は、本当に重篤なものなら流産するものである。ダウン症児は千人に一人の割合で生まれるというのが長年の人類生命史が出した答えなら、ともに生きられるところまで生きるというのが自然な対応であると考える。もちろんそれは、家族を越えた支え合いがあってのことだが。

〈ダイアローグ3〉

B（男子学生）：先生は「子どもは欲しかったけど、できなかった」と言ってましたよね。体外受精とか、考えませんでしたか。

T（教師）：考えなかったね。やるとすれば卵子提供や借り腹まで必要だったかもしれない状況で、妻を追い詰めたくはなかった。ときどき友人や親戚の子どもと一緒に遊んでいるし、こうやって日々君たちのような若者を育てる仕事をさせてもらっている。一つをあきらめて別のところに活路を見いだすのも人生なんじゃないかな。

G（女子学生）：達観してますね。でも誰もがそう思い直せるわけじゃないでしょう。ところで私、いずれ子どもは欲しいけど、若いうちは仕事に打ち込みたいんです。年を取ると卵子の質も落ちていくそうですが、若いうちに自分の卵子を凍結保存して、将来それで子どもを産むっていうことはできるんでしょうか。

T：できるけど、凍結、保存、解凍の安全性に不安は残ると思うよ。それよりは、子育てに協力的な男と結婚して、仕事もバリバリやりながら子育ても両立させた方がいいんじゃない？

B：「卵子若返り法」っていうのを新聞で見た記憶があるんですが、そんな手があるんですか。

T：年をとって卵子の質が落ちるというのは、まず細胞質の部分が老化することが多いんだ。そこで他の若い女性の卵子から細胞質だけもらって「補強」するというわけだ。

G：それっていいかも。他の女性の細胞質だけをもらうなら卵子の核の部分は自分のものだから、自分の遺伝子を引き継ぐ子ができるわけでしょ。私も高齢出産になりそうだったらそうさせてもらおうかな。

T：それはどうかな。遺伝子の大部分は核の中にあるけど、細胞質のミトコンドリアにもわずかながら遺伝子はある。夫婦の遺伝子で満たされるはずの受精卵に他の女性の遺伝子も混ざったときにどんな影響が出るか、まだわかっていないんだ。

G：ということは、危険性はぬぐい切れていないわけですね。聞いておいてよかった。

B：ところで、出生前診断の話ですけど、妊娠途中で「障害児だとわかったら堕ろす」なんて、アンフェアーで許せないな。先生が批判している「優生思想」そのものだと思いますよ。一般的中絶は条件つきで認めるが選択的中絶は認めない、なんていう法律は作れませんか。

T：法律で禁止するのは難しいな。仮に胎児の障害を理由とした選択的中絶を医者が拒否したとしても、夫婦が出生前診断を受けたことを隠して、別の医者に経済的理由と言って中絶を頼めばできてしまうもんね。

G：結局は当の女性、当の夫婦の倫理観にかかってくるということですね。

T：倫理観も大切だけど、選択的中絶を問題視するなら、障害児を育てていくための情報流通や、親が負担を全部は引き受けなくてもいいような支援制度や、やがては障害者が自立して生きていける社会環境、これらが整っていくことが実際の問題解決につながっていくんじゃないかな。

第4章　死と末期医療

1　安楽死・尊厳死と「死ぬ権利」

医療が発達したことで、ひと昔前なら死ぬに任せるしかなかった病状でも延命が図れるようになった。また、長寿社会になって人生の晩年を思い巡らせる機会は増えたし、「人生の自己決定」を求める風潮も出てきた。そうした中で、安楽死にまつわる事件が起こったり、尊厳死を希求する声に押されてその法制化に向かう国が出てきたりしている。果たして、安楽死・尊厳死はどこまで正当化できるのだろうか。それを「死ぬ権利」として認めるべきなのだろうか。

◆安楽死

安楽死とは、文字通りには「楽に安らかに死なせてもらう、あるいは死なせてやること」であるが、昔からあったたんなる「慈悲殺し」とは今は区別されている。かつての慈悲殺しとは、生きていても本人がつらいだろうとそばにいる者が「慈悲深く」思って殺してしまうケースを広く指していて、医療や看護や様々な支援によって本人が生きのびる可能性を考えるとか、本人の意思をしっかり確認するといったことは、無視されやすかった。これらの多くは、今日では安楽死とすら呼べないただの「人殺し」だということになる。

今日の安楽死の定義では、この「楽に死なせてやること」の前提として、①耐え難い苦痛が続いていること（その苦痛を緩和する策がもはやないこと）、②末期状態であること（苦痛でも頑張れば健康を取り戻せるとは言えず確実に死に近づいていること）――この二つが必須条件だということになっている。さらに言えば、③本人が死を選ぶ意思をはっきり表明しており、医師その他が多面的にそれを確認していること（誰か一人が「本人が殺してと言ったから」と勝手にさっさと手を下すのは許されない）――これも自己決定の現代には条件となる。よって短くまとめれば、安楽死とは「苦痛な末期状態が続くだけなら、本人の意思を尊重して安楽な死を迎えさせてやること」である、と定義できる。

そしてさらに、この安楽死は次のように分類されるのが一般的である。

(A)　消極的安楽死

延命のための処置そのものが末期患者の苦痛を長く深くしていると見なし、苦痛を止めるために延命処置を差し控え、その結果、苦痛の終息とともにいのちの終焉ももたらしてしまうこと。

（B）　間接的安楽死

末期患者の苦痛を除去するためにモルヒネ投与などの鎮痛処置を施し、この鎮痛処置が結果的には死を早めてしまうこと。

（C）　積極的安楽死

末期患者の苦痛を長びかせないようにとの意図から、筋弛緩剤投与などの致死的処置をあえて行ない、目の前に死をもたらしてしまうこと。

◆尊 厳 死

安楽死と状況は似ているがコンセプトが違う死として、最近は尊厳死がよく話題に上る。こちらの定義は、①植物状態や、重い疾患が深まっている状態で、回復の見込みがほとんどないこと、②そんな状態が続くだけならそれは不本意で人間的尊厳に反すると本人が考えること、③尊厳を守るためには延命を中止して死に赴いた方がよいと本人が判断し、実現してもらうこと――このように述べることができる。簡略化すれば、尊厳死とは「回復しない不本意な状態から人間的尊厳を守るために死に赴くこと」である、と定義できる。

◆安楽死から尊厳死へ

安楽死と尊厳死は似て非なるものだが、一般的には次のように両者の異同を説明できる。広義の安楽死、つまり右記のA～C全体のうち、Cのみ、あるいは境界領域にあるBも含めてBプラスCが、死に向かって背中を押すという意味で、狭義の安楽死である。そして残るAが、「延命の差し控え、中止」という共通点から、尊厳死と同じである。

一般的理解はこれでいい。つまり、安楽死のうちの消極的安楽死のみを特に尊厳死と呼ぶのだ、という話で一応は落ち着く。しかし、厳密な尊厳死論者はさらに区別にこだわる。尊厳死のポイントは人間的尊厳にあるから、苦痛の有無は問題にならないし、尊厳に反する生き方だと思えば致死薬ですぐ死をもたらすという選択肢もあってよい。よって、尊厳死イコール消極的安楽死と見るのは不正確だ。「尊厳を保てるか」と「苦痛から楽になりたいか」とではそもそもコンセプトが違うのだから。

――以上のように語る尊厳死論者もいる。

「安楽死を死ぬ権利として認めよ」という運動を展開してきた日本安楽死協会が日本尊厳死協会とその名称を変えたように、最近は「安楽な死を求めているのではない、尊厳ある死を求めているのだ」と、その主張は少し変わってきている。その背景としては、例えば植物状態で痛覚さえ認められないとすれば「苦痛だから」という理由は成り立たないこと、モルヒネ等を上手に使った鎮痛緩和処置が発達してきて苦痛を減らしたままもう少し生きながらえることも可能になったこと、が挙げられる。

◆「死ぬ権利」を認めるか

さて問題は、安楽死を、そして最近の趨勢でいうと尊厳死を、「死ぬ権利」として認めてよいか、ということである。「医療進歩の副産物として〝奇妙な生きながらえ方〟を強いられかねない今日、人生の自己決定には死の自己決定も含まれるべきだ」との趣旨で、「死ぬ権利」推進論がときに語られる。しかしそこには、次のような検討すべき課題がある。

第一点。本人の意思確認は適確にできるのだろうか。昏睡状態になれば確かめられないし、深い病の中では思考能力も落ちるだろう。また病気になれば、自暴自棄になって死を求めたり、逆に尋常以上に生への執着が増したりするかもしれない。家族への気遣いから本音が言いにくいかもしれない。だからこそ元気なうちにリヴィング・ウィル（生前の尊厳死への意思宣言書）を書いておくべきだ、という話になるのだが、元気なときに遠くに見る死と、病床に伏して近くに見る死とでは、見方が変わるかもしれない。いったいどれが「本人の意思」なのか。それにまた、家族や医療者の意向との兼ね合いは考慮しなくてよいのだろうか。医師が「一〇％の確率では助かるかもしれないから頑張ってみよう」と言い、家族が「たとえ寝たきりでも生きていてくれるだけで嬉しい」と言っているときに、本人が「もう死ぬと決めた」と言えば、そちらが全面的に優先されるのか。

このように、尊厳死（そして安楽死も）の根本条件である「本人の意思」でさえ確実に見極められるものではない。意思表示があったとしても、家族への気遣いや自分の現状へのいらだちが強くなって「いっそ死にたい」と言っているのかもしれない。「家族に迷惑をかけたくない、こんな姿をさらしたくない、というのも立派な意思として尊重すべきだ」という意見もあるかもしれない。しかしその前に、「持ちつ持たれつ、支え合いと迷惑のかけ合いがあって当然」という家族関係を望みたいし、「昔のようにはつらつとしてはいられないが、こうして徐々に枯れていくのも人生航路の軟着陸」というゆるやかな死の受容の哲学を望みたい。どこまでそれでやれるか、という「程度問題」はあろうが、ブツッと切るような死の迎え方は、人生の締めくくりの「納得」や「満足」に反するように見える。

第二点。医療や技術の進歩の中で、鎮痛や健康回復そして自己実現の期待は本当に持てないのだろうか。医療は日進月歩である。鎮痛処置が発達しつつあることは先ほど述べた。身体的苦痛が絶望やあきらめを誘発するケースは少なくなるだろう。あとは精神的支援の問題となる。健康回復にしても、重篤な病の特効薬が明日すぐには見つからなくても、半年頑張ればそこそこの緩和医療や失った機能の代替手段が開発されるかもしれない。体が動かなくても、指先さえ動けばコンピュータで仕事をしたり、意義ある文章を残せるかもしれない。先端技術を応用すれば、まぶたのわずかな動きで[1]、さらには脳波の読み取りで、コミュニケーションが可能となるかもしれない。「もう人生は終わった。生きていてもやれることはない」と、あまり早く言わない方がいいのではないか。

重度障害者と呼ばれる人たちの生き方に接していると、彼ら彼女らがごく限られた機能を見事に活用していのちの輝きを示している姿に驚かされ、教えられる場合がある。周りの人や器具の助けを借りていることが、その価値を減殺したりはしない。人生の早期からそうした輝き方を身につけた人と同じことを、「健常者生活」に慣れてきた人が人生の終末になってできるわけではないだろうが、もうひと粘りしてあとに残る者たちの記憶に一、二ページ多めにとどまることは、意味があるように思える。

第三点。「不要な生」「医療資源のムダ使い」という発想が助長されないだろうか。病人は立場が弱い。その人のために投入される労力、設備、保険財源を経済効率的視点から見たとき、「役立たないのにまだいる」とか「人工呼吸器と集中治療室を他の人に回してあげたらいいのに」といった考えが人々の頭をよぎったり、また病人自身が「そう思われているかも」と考えたりしないだろうか。そして気弱になったときに「尊厳死宣言」がどこかから聞こえてくると、「私も宣言しないと迷惑をかける。潔くないと思われるのは嫌だし……」という雰囲気になっていかないだろうか。こう想定すると、本人自身のための「死ぬ権利」が、周囲からの無言の圧力としての「死ぬ義務」に転化したり、周囲の者が病人に対して「殺す権利」をもつかのような状況が生まれる危険性があるのである。

著者は基本的に、死にゆく者にこそ最後の自己実現が精一杯果たされてほしいと願っている。「体も動かず頭もボケていては何もできないではないか」と言われるかもしれない。しかし、できるできないは周りの者との相関で決まるところが大きい。わずかな意思表示からでも受け取れるものはありうるし、昏睡状態でさえも、その手を握り頬に触れることで看取る側に想起されるものがあるなら、それはある意味ではその死にゆく者の制作物なのである。人工呼吸器など多数の管につながれた「スパゲティ状態」であっても、そうした交流は続けられうる。その営みが納得のいく程度に果たされてから、「もう管は抜こう」という選択はあるのかもしれないが。

2　脳死と臓器移植

脳死とは、「人工呼吸器をはじめとする近代的生命維持装置のおかげで心臓などはかろうじて動いているが、脳機能は不可逆的に停止していて生き返らないと見られる状態」と定義できる[(2)]。植物状態との違いが微妙なのだが、「植物状態は脳機能が残った昏睡で、脳からの信号で心臓や肺を動かすことも可能な、「まだ生きている状態」である。脳死は脳から生命維持信号が送られず、首から下だけを別の装置で動かしているのだから、「死んだも同然の状態」である」と言われる。

さて、この医療進歩の副産物[(3)]である脳死を、「人そのものの死」と認めてよいかについて、賛否両論がある。

◆脳死を「人の死」と認める立場

「人の死」と認める人たちが挙げる理由は、次の二点にまとめられる。

第一の理由。脳機能こそ人格の根幹である（この発想は、第2章で述べたパーソン論の流れに沿っている）。脳が人間らしい意識や精神をもたらしているのであり、脳が止まれば「人間は終わり」と考えてよい。首から下は極端に言えば「付属部品」のようなもので、そちらだけを「生かして」おいても仕方がない。脳機能が復活する可能性があるならまだしも、本当に「不可逆」なら生命維持装置はムダである。

第二の理由。脳死を「人の死」と認めておけば、脳死者から早めに新鮮な臓器を、臓器不全で苦しんでいる他者への移植に使える。特に心臓と肝臓は、心臓停止を待ってから取り出したのでは質が下がっていて移植してもうまく機能しないという。どうせ死ぬのなら、最後の人助けとして有効利用した方がいい。美しい「いのちのリレー」になる。遺族も、死者の臓器がどこかで「生きている」と思えれば、そのことが慰めになるだろう。

◆脳死を「人の死」と認めない立場

「人の死」と認めない人たちが挙げる理由は、やはり次の二点にまとめられる。

第一の理由。従来、大半の人は三徴候死（心臓停止と呼吸停止と瞳孔散大）で死を認定してきた。悲しい死を早く早くと望む人はまずいない。脳死を経て最後には体全体が死に至るにしても、どうして長年の慣習を破ってまで「早い方の死」を認める必要があるのか。「脳こそすべて」ではない。「手に残った温もり」だって大切だ。早くあきらめるのでなく、ギリギリまで蘇生を追求しながら最終段階で死も受容することこそが医療の本道だろう。

第二の理由。臓器移植の便宜のために「早い方の死」を認めるのは、一人一人固有のいのちの尊厳から考えて本末転倒である。それはある種の「他人の死の先行予約買い付け」であり、人の死を待ち望む風潮を生む。たとえ死にゆくにしても、誰でも最後まで頑張って生をまっとうしたいだろうし、その家族も、生き抜いてほしいと願い、それでもやって来る別れの時間は大事にしてゆっくり見届けたいと願うだろう。脳死はそうした心情に反する。

◆脳死－臓器移植の考えどころ

日本で賛否両論の末に、厳しい制約をつけながら脳死－臓器移植が法的に認められたのが一九九七年。その後五年以上を経て、脳死者からの移植が実施されたのが二十例そこそこである（ちなみに、提供臓器を待ち望んでいる患者は、日本全国に一万三千人ほどいると言われる）。見直すべき課題はあるが、その議論もあまり進んでいない。「これでは日本は「移植後進国」のままだ。アメリカのようにどんどんやって「移植先進国」になろう」という声もある。

しかし、アメリカで全てがうまくいっているわけではない。「依存効果」（ある技術で恩恵を受けられるとわかると、それまでその技術を使おうと思わなかった人まで「依存」してくるようになるから、供給が増えても需要の方がもっと増えてしまう状態）もあって、「臓器不足」は慢性的である。交通事故に遭った身元不明者がまともな救命医療もしてもらえずにさっさと「脳死判定」され臓器をあちこちに持って行かれた、というまことしやかな告発情報もある。「賛否が相半ばする日本の世論の方がまだ健全なのではないか」という意見も出始めている。

そこでもう一度検討し直してみよう。考えどころを二点、提示する。

第一点。三徴候死は誰が見ても確認しやすい死であるが、脳死は「素人」には「見えない死」である（作家の中島みちが脳死をテーマとしてまさに『見えない死』という本を書いている）。「専門家」が「判定」で決めるわけだが[4]、家族（遺族）の目に見えないところで医師の主観やミスが入ること、あるいは「入っているのでは」との疑念が尾を引くことはないか。医学界は一九六八年の「和田移植」事件[5]が身に染みているからもはや医師の救命努力に手抜きは起こるまい、とは思いたいが、不信感は残る。今は「脳低温療法」（「脳低体温療法」ともいう[6]）が登場している時代である。それなのに蘇生より脳死判定に関心が移るとしたら問題だし、万一、救命努力よりも移植の成果の大きさの方がちらついて「脳死者の促成栽培」とでもいうような事態が生じるなら大問題である。

第二点。「移植は助け合い」と言うが、その自発性・平等性・相互性に本当に一点の曇りもないのだろうか。高名な政治家が脳梗塞で倒れて、それが臓器移植法に真っ先に賛成した政府与党のトップだったりしたとき、彼をドナー候補と見なすのは「恐れ多い」という声は出ないだろうか。逆の例として、先述のアメリカの告発情報も想起しよう。「臓器売買」はヤミでは横行しているし、金持ちの日本人が東南アジアに出かけて腎臓を買いあさっており、ある貧しい村では腎臓が一個しかない村人が何人もいる、という話もある。少々意地悪く言えば、臓器移植とは現にある権力構造、上下関係、貧富の差を温存し拡大する新技術なのではないか。事が進むにつれて、「早めに死んで臓器を差し出す側」に立たされやすい人々と、「もらう側」に立ちやすい人々との「色分け」が見えてくる可能性はないか。

◆今後の議論の焦点

最後に、今議論になっていて今後の動向が注目されるポイントを三つ挙げておこう。

その一。十五歳未満の子どもの脳死－臓器移植。日本では今のところ、十五歳未満の子どもは責任ある意思形成ができないとして、臓器提供の意思表示カード（ドナーカード）が持てないことになっている。すると心臓などの提供を受けたい子どもは、日本では自分に合うサイズの臓器をもらえる可能性がないということで、子どもの臓器移植を認めている外国へ渡ることになる。親も付き添っての渡航、滞在、手術には何千万円もの多額のお金がかかるので、募金活動が行なわれたりする。が、海外でも提供臓器は順番待ちで、結局手術を受けられずに終わるケースも少なくない。子どもでも意思表示をしてよいことにするか、親の意思でもよいことにするかして、子どもどうしの臓器移植を日本国内でできるようにすべきである、という意見がある。著者は、そもそも脳死－臓器移植に懐疑的なのだが、仮に現行の臓器移植法を認めるならば、大人だけでなく子どももドナーカードを持つ（十歳程度からは自分の意思で、それ未満は親の意向で）というのが筋だと考える。

その二。親族への臓器提供。日本を含む多くの国では、レシピエント（臓器の受け取り手）選びは移植ネットワークのような公的機関が「公平」な順位をつけて決めることになっており、ドナーがレシピエントを「えり好み」することはできないようになっている。ところが、ドナーが遺言でレシピエントになれる人の条件をつけたりすることがある。「却下」すればせっかくの貴重な臓器がムダになるかもしれない。特に、「ぜひ心臓の悪い我が娘にあげてくれ」と言われたらどうするか。安易に認めると、子のために親が死に急ぐような状況を作りかねないが、例えば、「全ての臓器を他人のために使ってくれていい。ただし、腎臓一個だけは私の甥に優先的に回すことを認めてほしい」というような要望には応じてもいいのではないか、という意見もある。著者は、条件を認めだすと「注文」がエスカレートするから、提供するなら一切無条件にするべきだと考える。

その三。ドナーの遺族とレシピエントとの対面。多くの国では、ドナー側とレシピエント側の間には移植コーディネーターが入り、両者を直接には会わせないのが移植のルールになっている。会わせると後々にドナー遺族がレシピエントの人生に干渉しすぎたり、ときには金品を要求したり、といったトラブルが起こりかねないからだ。ところが、最近アメリカでよく話題になるのだが、ドナーの遺族がレシピエントとの対面や交流を望み、それを実現させる事例がある。例えば、「死んだ息子の心臓がどこで鼓動しているか知りたい。持ち主に会えれば息子の死がムダでなかったという慰めが得れる」と思ったり、「母の体を切り開いてしまったけれど、それでよかったのかをレシピエントに会うことで確認したい」と思ったりして、対面式や交流パーティーがもたれる、というのである。レシピエントの方が、「一度はドナー遺族に直接会って感謝の気持ちを伝えたい」と思う場合もあるかもしれない。こうした望みはどんどん実現されるべきなのだろうか。それともやはり、トラブルの種になるから慎むべきなのだろうか。著者は、交流が始まるとレシピエントの側は「いのちの恩人」からどんな注文をつけられても断りにくい立場に立たされるから、あくまでコーディネーターを介した手紙のやり取り程度にとどめるべきだと考える。

3　末期医療のあり方

昔は、死ぬときは手の施しようもなく短時日で死んでいったし、短時日では済まなくても、末期（終末期）の患者をどこかに押し込めて放っておいても仕方のないことと許されていた。しかし現代はそうはいかない。医療や福祉の水準も上がり、人権意識も高まってきたから、高齢者や病者の末期には十分行き届いた対応が求められる。この章の締めくくりとして、死の間際の医療と看護のあり方、最終的な死の受容の問題を考えてみよう。

◆キュアからケアへ

従来、いわゆるSOL絶対視の医療現場にあっては、完治して社会復帰を果たすとは思えない末期患者に対しても、「死なせるのは医師の敗北。一日でも長生きさせることが至上命題」という雰囲気があった。よって過剰なまでの延命のための治療（cure）が行なわれることもしばしばあった。

しかし、長寿時代での最後の数年、数カ月、数日をどう過ごすかは、自己決定の思潮とQOL的な観点も伴って、人生の終局のトータルな設計として考えられるようになった。すなわち、当の病気の治療を最大目標にしてどんな状態でも生命を保つ闘いを続けることばかりを優先するのでなく、おだやかに安んじる日々、したいことを少しずつでもし続ける日々、やり残したことの整理をつけていく日々を、手助けを得ながら送ることで生をまっとうし、最後の最後に避けられない死を受け入れる、という流れを大切にしていくことが求められるようになった。その際に必要なのは cure ではない、医療行為もしながらその人の人生の終局全体の手助けをする care（世話、看護、心くばり）なのだ、というわけである。

こうして現代は、「キュアからケアへ」と末期医療のあり方が変化してきている。「治療から看護へ」と言ってしまうと、「医師は引っ込め。看護師の出番だ」という話に聞こえてしまうが、そういうことではない。医師は医師なりに治療にいそしみながらも、患者の精神状態や日常生活や最終的な願望にも目と耳を開き、まさに患者のホーリスティック（全人的）な医療を心がけるべきだ、ということなのである。また看護師も、医師の下働きの治療補助者にとどまらず、むしろ患者と接する機会は医師よりも多いのだから、医師以上に患者の終末期人生に寄り添い、医師では行き届かないような心身の世話をできる限り果たすべきなのである。そして、末期患者本人は、そうしたケア中心の医療に努めてくれる医療者に、どうしてもらうことが自分の最後のささやかな自己実現の援助になりそうかをなるべく伝え、わかってもらうようにし、生き抜くことへの誠実さと援助してもらうことへの素直な感謝を表現できるのが、理想であろう。

◆緩和ケアとチーム医療

ケアは心身両面の世話であるが、現実問題として、末期ガンなどの肉体的苦痛は、直接的な苦しさや、眠れない、食べられないといった不都合があるのみならず、精神状態をも後ろ向きにしてしまう。よってまず、肉体的苦痛を緩和する医療は、用意されていなければならない。モルヒネなどを上手に使った鎮痛緩和処置で、痛みの九〇％は除去できるという。末期的苦痛と向き合う医師は、この処置技術を身につけておくべきだろう。

そして、死への恐怖や残り少ない生へのあせり、やり残したことへの後悔や残していく家族への心配など、精神的な苦痛に対しては、主治医と看護師のみならず、できれば心理カウンセラーや医療ソーシャルワーカーが適度な役割を果たして、チームとして当の患者に対する寄り添い人の輪を作ってほしい。心は体に作用するし、体は心に作用する。弱った末期患者ならなおさらである。チームスタッフのちょっとした声がけが、患者の大きな喜びと感謝になって、心を励まして体をも改善させる効果をもつ。体の姿勢直しや排泄など、ささいな身体的手入れが、精神状態をぐっと好転させることもある。逆に、心の逆なでは身体的健康の低下に直結するし、身体面へのほんのわずかの不行き届きが精神力の減退を招く。苦痛緩和をはじめとする身体的ケアと小さな声がけから始まる精神的ケアがチームとして機能することが、末期患者に「皆に守られている、安心して生き抜き、最期を看取ってもらおう」という気持ちにさせるのではないか。

チームと言えば、患者の家族も別の意味で患者を取り巻くチームである。医師や看護師などの医療チームともコミュニケーションを取り、協力しながら、家族ならではの手の握り方、体の支え方、心への寄り添い方を探し出していければよい。家族も不安だし、身体的にも大変だろう。無理することはない。家族なればこそのわがままと献身とを出し入れして、許し合って、お互いに満足の行く看取りとなって、最後には永遠の別れへとソフトランディング（軟着陸）ができればよい。ただし、「看取り」が「見取り」にとどまってはならない。「看取り」の「看」は「手」と「目」が両方含まれているが、「見取り」の「見」は「目」しか含まれていない。終末の数日間は、目を見ながら手を握り続けてやること、これが大切である。

◆ホスピスと在宅ホスピス

病院というところは基本的には、患者の健康を回復させて地域社会や職場や家庭に復帰させるためにある。よって死に向かう確率が高い末期患者にふさわしい心身のケアを行なうには、必ずしも適切で十分な設備、スタッフがそろっているわけではない。そこで近年、末期ガン患者などに対して、苦痛緩和と心身のケアを（そして「最期のとき」のソフトランディングの見守りを）行なう目的で、「緩和ケア専門病棟」が作られ、全国に少しずつ数が増えている。これがホスピスである。先に述べたようなケア・チーム・スタッフが必要だし、体の動かない人を補助する設備も充実させねばならないから、増えているとはいってもまだまだ足りない。人材育成と費用工面の両方において、国や自治体の支援がもっと求められるし、世論がこういった施設を増やし育てる方向に力を発揮することが望まれよう。
また、「最期の数週、数か月は自宅で過ごしたい」という声はもっともだと思われるので、在宅ターミナル・ケアが受けられるシステムもあってほしい。緩和ケアに精通した医師と看護スタッフが訪問診療・訪問看護を行ない、いざというときには急ぎ駆けつけるというのが、自宅にホスピスがやって来るようなものとしての「在宅ホスピス」である。こちらは、医師や看護師の負担がもっと大きいから、病棟としてのホスピスよりさらにもっと数が少ない。しかし、これからの地域医療・福祉・総合ケアの理想の一つとして、もっと取り組んでもらいたい方策である。

〈ダイアローグ4〉

A（社会人聴講生）：先生はどうやら、安楽死・尊厳死については批判的というか、かなり慎重な姿勢を取っておられますよね。けれども、末期医療のあり方として、納得のいく死の受容ということもおっしゃってる。そこのところのつながりが、どうも見えてこないんですが。

T（教師）：死を受容するなら安楽死や尊厳死も肯定するということになるんじゃないか、というご質問ですね。端的に答えれば、「納得死」あるいは「満足死」とでも呼ぶものを認めようとしていて、それは今ある「安楽死」や「尊厳死」とは異質なものだと考えている、ということです。

A：もう少し詳しく教えて下さい。

T：安楽死なら、「苦痛を打ち止めにしたい」という思いから「ならばいっそ死を」という話になってしまうわけですね。でも、鎮痛療法は発達してきたし、それでも「痛い」のは「心の痛み」も上乗せされているからだと思うんです。その「心の痛み」の原因をよく考えずに「死んだ方が楽だ」と言うのは、根本問題の解決になっていないんじゃないでしょうか。

A：尊厳死の方は？

T：「尊厳に反した生き方なら、いっそ死ぬことで尊厳を守る」と言うんだけど、何が尊厳に反するのかというところに疑問があるんですね。例えば、トイレに自分で行けなくなっても、そのお世話は感謝しながら受けて、別のところで自分の能力を発揮する場面を作ればいいし、寝たきりになっても人生を回想しながらゆったり残り時間を味わえばいい、そう思うんですね。実は僕の父が長期入院中で、「こんな状態なら生きている価値がない。ここまで生きてきたけど何も残せていないような気がする」と力なく言うんですよ。僕はこう答えています。「あなたの仕事に恩恵を受けた人はたくさんいるし、記憶にとどめて感謝してくれている人も多い。退院できれば人生整理のひと仕事もできるし、万一このままでも喜んで顔を見に来る家族や知人がいる。それを嬉しいと思えるなら、十分なんじゃない？」とね。こちらは本当に、何年でも何か月でも長生きしてほしいと思ってますからね。つまり言いたいのはこういうことです。「尊厳」を狭いプライドにしてしまうと、自分自身が生きにくくなるし、ときには他人をも追い詰めてしまいます。健常なときと同じことが、あるいは最後に特別なことができなければ生きる値打ちがない、なんて思い込まない方がいいんです。

A：で、納得死とか満足死とかいうものは、どう違うんですか。

T：人生の終幕にふさわしい、今でもできること、今だからできることをさがして、ささやかな営みにも喜びと感謝を見いだして、しっかり生き抜いたという姿を自分自身と残る家族や仲間で見届け合う、ということになりますかね。大したことはできなくてもいいんですよ。思い出に浸って、もし子や孫や後輩や教え子がいたら、少しでも記憶にとどめてもらって、自分が生きた証拠、自分の生き証人を残して、あとはよろしくと言って去っていく、そんなところで十分な気がします。頑張り過ぎる必要はないけれど、かといって死に急ぐ必要はもっとないと思いますよ。

A：そのためには、家族とか友人とか、人の輪が大切ですね。不運にしてそんな人の輪を晩年に持てない人はどうすればいいんでしょうか。

T：ほんの一、二人でも探し出してほしいけど、それでもいなければ、ホスピスや病院や福祉施設のスタッフが、短期的にでもその役割を果たしてほしいですね。「看取りのボランティア」なんていうのもあっていいかもしれません。

第5章　先端医療・遺伝子・クローン

1　先端医療の現在と未来

医療進歩は、「いのち」「健康」という人生の最も基本的な部分にかかわるだけに、多くの期待と夢が託される。しかしそこは同時に、人間の欲望を最も深く刺激しやすい部分でもあるだけに、「夢」はいつでも「悪夢」に変転する可能性をもっている。

今、医学の世界でＥＢＭという言葉がしばしば話題に上る。evidence-based medicine の頭文字をつないだもので「根拠に基づく医療」と訳される。つまり、これまでの医療は大まかなデータから見込みを立てた根拠の薄いいわば「当たり外れ」のある処方になっていたものが多く、ある患者には効果は小さくて副作用ばかりが強いといったこともあったから、これからは薬などの特性や患者一人一人の個性的な体質をしっかり読み取って治療しよう、という方針が提唱されているのである。

例えば、ハーセプチンという新しい抗ガン剤は、転移性乳ガンを大幅に縮小させ延命効果も高いとされるが、効かないタイプのガンもあり、有効な転移性乳ガンは全体の三割にとどまるという。そこで遺伝子診断をして患者がハーセプチンの効くタイプかどうかを調べれば、特徴に合った治療法が選べて、ムダな治療と副作用を避けられるということになっている。

こうした治療は、患者各人の体質や年齢などに合わせてピンポイントで治そうとするもので、一人一人の注文に合った処方をするという意味で「オーダーメイド医療」とも呼ばれるが、注文に応じるというよりは体質に合わせるわけだから、洋服屋《テーラー》が寸法を取って服を仕立てることになぞらえた「テーラーメイド医療」という呼び名の方が実態に合っており、今日ではこちらの呼び名の方が好んで使われているようである。

まことに結構な時代になった、のかもしれない。しかし、「一人一人に合わせる」という意識が過剰に働くと、それぞれの人生が日常生活から狭く枠をはめられることにならないだろうか。現代医療の主な関心は「急性疾患から慢性疾患へ」そして「治療から予防へ」と移りつつあるという。ただでさえ、糖尿病などの「成人病」が「生活習慣病」と呼び換えられて、日常生活習慣から自己管理や医療チェックが求められる時代である(1)。ましてやそれが、遺伝子診断をして遺伝構造を丸裸にして健康管理の網の目を張り巡らせる、という話になると、「それで本当に幸せな人生になるのか」と問い返したくもなる。健康をないがしろにしてはいけないだろうが、こだわりすぎると「健康信仰」「健康病」とでも呼ぶべき不健全な状態になるかもしれない。完璧な健康、精緻な医療を追い求め過ぎることは、一つには高度で高価な診療の恩恵に預かれる人々が限られてくる状況を作り出すし、そもそも「あいまいさを含む健康と不健康の混在したトータルな人生」を敵視するような、そしてときには抱えねばならない病や障害を泰然とは受容できないような、偏狭な精神構造を作り出す可能性がある。

こんな主張をする医師もいる。「脳ドックは受けない方がいい。小さな異常はたいてい自然治癒するし、大きな異常には治療しても手に負えないものが多い。検査で異常を発見すれば、小さなものでも気をもんで治療に手間ひまをかけざるをえなくなる。結局、人生にプラスになることはあまりない。

「早期発見・早期治療」は絶対に正しいスローガンだとは言い切れない」――私たちは、健康チェックは大事だと思い、それは個別的で微に入り細に入るほどいいものだと思い込みがちである。先端医療の進歩で診断技術は上がっているし、治療法もいろいろ出てきている。しかし、診断はできても治療はできず発見しても悩み苦しむだけという状況はあるし、治療が予想以上の負担になって人生設計の足かせになる場合もある。先端医療は、私たちの健康観に奇妙な「潔癖さ」を求め、あいまいである種「猥雑な」ものも飲み込んだ人生模様を忌避させ、気がついてみるとどこか息苦しい人生管理に自らを追い込む危険性があることを、意識しておいた方がよいのではないか。

2 「遺伝子」の時代

ワトソンとクリックによって染色体の二重らせん構造が発見されて五十年が過ぎ、今はDNA（デオキシリボ核酸）という言葉を誰もが耳にしている。「走りのDNA」などというキャッチコピーが自動車の宣伝に使われたりもする。A（アデニン）とT（チミン）、C（シトシン）とG（グアニン）の組み合わせから成る三十億塩基対の並び方をまずは大まかに読み取ろうという「ヒトゲノム計画」（人間遺伝子情報解読計画）は、目標年次よりも三年早く二〇〇〇年に一応の達成が宣言された。今は、この三十億塩基対をまとまりごとの遺伝子として見極めること、そして遺伝子レベルからの治療薬を開発する「ゲノム創薬」などを実現することが目ざされている。ゲノム解読の次の段階としての「ポストゲノム時代」に入ったと言われるのはこうした状況を指している。(2)

遺伝子情報は人知の最後のフロンティア（未開の辺境地）と考えられ、それをつかんで「根本から」対処するというのは究極の夢とも思われる。しかし「遺伝子をのぞき込み、そこに手をつける」ことには、さまざまな危険性がある。

◆遺伝子診断、遺伝子治療

体内である酵素が作れないといったことに起因する病気に対しては、遺伝子構造から欠陥を見極めそれを改変しようという遺伝子治療が試みられている。うまくいけば「根本治療」となるのかもしれないが、効果が上がっているとは言えないのが現状である。そもそも遺伝子を組み換えることには大きな危険がある。仮に治療目的は果たされたとしても、その新しい体質が別の健康被害を生んで取り返しがつかなくなる可能性はある。その恐れから、現在は「一世代限りの体細胞遺伝子には手を加えても子々孫々まで影響する生殖細胞遺伝子には手を加えない」というガイドラインがあるが、「やはり生殖細胞段階からでないと治療効果は出ない」という声もある。はたして「人体改良」はどこまで許されるのだろうか。

大きな恐れとして、人類という種の総体がもつ「遺伝子プール」への影響が考えられる。人類は、いくらかの欠陥を含みながらも長年の自然淘汰を経て、今日のような遺伝子を備えるに至った。それをここ十年か二十年の「近視眼的な」判断で改変することには問題がある。例えば、アフリカ系住民にしばしば見られる鎌状赤血球貧血症の遺伝子はマラリアへの抵抗力を持っており、つまり彼らは熱帯地域での長年の世代交代の中から貧血を代償にしてマラリアへの耐性を身につけたのである。よってこの生命史の適応現象に対して、鎌状赤血球貧血症の遺伝子レベルからの撲滅を図ることは、人類の遺伝子プールからマラリアへの抵抗力を奪うことになりかねないのである。

そうは言っても、個人個人にとっては目の前の病気の治療や回避が焦眉の課題であろう。効果は期待薄と言われてもワラにもすがる思いで遺伝子治療を受けようとする患者がいることや、例えば筋ジストロフィーの保因者が子どもには伝わらないようにと体外受精をして受精卵の遺伝子診断を行ない

「正常な」受精卵のみを選ぼうと考えることも、当人の身になれば無理からぬところがあるのかもしれない。

他方、次のような考え方もある。私たちは誰でも五〜十個は欠陥遺伝子を抱えている。その多くが劣性遺伝で病気や障害が発現せずに済んでいるだけのことである。遺伝子診断を大がかりなスクリーニングで（さらには優生政策的淘汰で）排除しようとしても、その欠陥遺伝子を消していくには何世代もかかるし、その間に突然変異遺伝子はある確率で登場するから、結局人類から欠陥遺伝子を撲滅するのは不可能なのである。ひどく重篤な遺伝病については、どう芽を摘むか、どう治すか、どう受容するか、議論が微妙になるが、包容力をもって考えれば、遺伝子診断・遺伝子治療ばかりを求めるよりも社会全体でその病気を受け止めていく道を探す方が、人々を追い詰めずにいられるのではないか。

◆遺伝子情報の扱い、遺伝子差別

遺伝子情報は究極の個人情報であると同時に、家族・親族・子孫を巻き込む情報でもある。

まず、一人一人の遺伝子を調べることで病気の傾向（例えばガンになりやすいかどうか）が予測できる可能性があり、場合によってはこれからの生き方を決定的なまでに左右する健康情報が手に入ることがある。自分の寿命予測や健康状態予測から職業選択や結婚を含む人生設計を、遺伝子情報に照らしながら考えようとする人はいるだろう。遺伝子構造で個性も能力も全て決まるかのような「遺伝子決定論」は的を射ていないが、体質などを知って自己管理することは間違ってはいないだろうし、その意味では「自分のこと」を自分がまず知ること、あるいは逆に知りたいとは考えずにあえて知らずにおくことは、当の個人が優先的独占的に決めてよい「権利」と言えるかもしれない。

しかし他方では、遺伝子情報は当人個人にとどまらない影響をもってしまう。遺伝形質はまさに遺伝するものだけに、親子兄弟の情報も類似のものとして手に入ることになる。「私のことが知りたいだけ」と思っても他の家族のことを知ってしまうことにもなるし、自分では知りたくないのに家族が先に知ってしまう場合もある。

さらに厄介なのは、この情報が当人・家族以外の者から要求されたり、さらには断りもなしに先に知られたりする場合が考えられることである。例えば生命保険に加入するとき、今でも病歴や喫煙習慣が事前に尋ねられたりするが、今後はリスク計算のためと称して詳細な遺伝子情報が要求されるかもしれない。真正面から要求されるうちはまだいいが、何かの機会に採られた血液が調べられてその情報が渡っている可能性が、それによって保険加入を拒否される可能性が、皆無とは言えないのが今日なのである。

遺伝子決定論に傾きがちな人は、結婚相手との性格の相性以外に遺伝子の相性まで求め、見合いであれば「釣り書」の代わりに「遺伝子診断書」を要求するかもしれない。労働現場では、「適材適所」という名目で就職や配属決定の際に遺伝子情報が求められ、「雇われる側」からは断りにくい状況下で採用不採用や配属が決められるかもしれない。

このように、個人ごとの遺伝子をのぞきこめる現代は、遺伝子による保険差別、結婚差別、就職差別が起こりやすい時代なのである。一般論として言えば、本人の努力とは関係のないところで命運が決せられるのは不平等であり、遺伝子差別は許されない。しかし、ある重篤な病気にかかりやすいとわかっている者が健康な者と同条件で保険に加入するのはかえって不公平だという意見はありうるし、特殊な負担のかかる職場に体質的に合わない人を排除しておくのは良き配慮なのだという見方もありうる。何が差別で何が差別でないのか、線引きは難しい面もある。

ただ少なくとも、どんな情報を得てどう判断材料に使うかについては、当人の承諾を得る必要はあるだろう。しかしその承諾でさえ、当人が拒否しにくい状況で求められることが多い。誰もが「自由で理性的な主体」として判断できる環境を保障する必要がある。それに、情報の影響が家族・親族にまで及ぶとすれば、誰と誰にまで承諾を求めるべきかは、際限なく難しい問題となる。

3　クローン技術

一九九七年、イギリスでクローン羊「ドリー」が前年に誕生していたと報じられ、一大センセーションを巻き起こした。「体細胞クローン」すなわち大人の細胞の核を別の卵子に移植した、大人の遺伝的コピーを誕生させたことが画期的とされた。また同年には、アメリカでクローン猿づくりの成功も報じられた。こちらは「生殖細胞クローン」(4)という点では新味はないが、高等な霊長類でもクローンが可能になったという意味では見逃せない話であった。これらの延長上に「クローン人間」が想定され、さまざまな議論を呼んでいる。ここではその倫理問題を論じ、最後にその技術との関連で再生医療に言及する。

◆「二世」としてのクローン人間

クローン人間作成の倫理問題については、すでに著者は共著の中で述べている（『知の21世紀的課題』の第十三章「生殖・クローン・人間製造の夢と悪夢」）が、ここではより簡潔明瞭に指摘しておこう。まず、誰かがある人間の「二世」として「コピー人間」をつくる場合であるが、これには技術的にも倫理的にも問題が多いだろう。

技術的には、クローンの安全な誕生と生育が保障されていない、という問題がある。羊や牛や豚でも、試みて出産にこぎつけたのはほんの数％の確率であり、ほとんどは流産か死産である。生まれた子も奇形、障害、病気が多く短命に終わりやすいと見られる。とても人間で試せる段階ではない（他の動物ならやってよい、というわけでもないが）。

倫理的にも許容しにくいという見方が多い。その要点を一言で言えば、人間の個人としての尊厳に反する、ということである。誰もが「開かれた未来」に向かって個性を創造していくべきなのに、クローン人間は「答えのわかった」道を押しつけられてアイデンティティの危機を感じる、というわけである。もちろん反論もある。人間の生育には環境要因も大きいのだから、クローン人間とて新しい時代の新しい道を切り開ける、というのである。しかしこの反論の立場に立つなら、そもそもクローンをつくる必要はなくなる。新しい人生をと言いながらあつらえた遺伝子を用意するのは、どこか「あのすばらしい人生をもう一度」といった期待があり、「優れた人間」をよりすぐってつくろうとする優生主義的な野心があるのではないか。

悩ましいのは、「究極の不妊治療」としてクローン作成を求められた場合である。体外受精などは試みたがダメだった、養子でいいではないかと言われるが遺伝的つながりがほしい、クローンが最後の希望だ、と懇願されたらどうするか。また、幼な子を交通事故か何かで失った両親が、「次の子」でなく「この子」を取り戻さなければ悲しみは癒されないと言って「この子の分身」作成を求めてきた場合も、簡単には拒否できない気がする。ただ、これらのケースは、やはりそのこだわり方に問題があるとも言える。遺伝的子孫に生きる希望の全てを託すのは考えの幅が狭すぎるし、「分身」であることを宿命づけられて育てられる子どもの立場も望ましいものとは言えない。人生における夢の実現や痛手の癒しには、もっと別の考え方があっていいのではないか。

◆ドナーとしてのクローン人間

次に「期待」されるクローン人間づくりの目的は、心臓、肝臓から骨髄液に至るまでの移植用の「ドナー」である。臓器などの移植はそもそも提供者が少ないし、他者からの移植は免疫作用による拒絶反応があって予後管理が難しい。移植に成功しても免疫抑制剤を処方しつづけねばならず、それは生涯を副作用と感染症の危険にさらすことになる。そこで、そのレシピエントのクローンでドナーをつくれば、遺伝子が同一なので拒絶反応は起こらないと考えられる。

この議論では、何を移植するかによって分けて考える必要がある。心臓に代表される「唯一で部分切り分けのできない臓器」の場合は、移植することがドナーの死を意味するから、いのちを差し出すためにつくり出されるドナー人間は人権が無視されることになり、許容できないだろう。

逆に、骨髄液のように体内でどんどん再生産されるものを提供するドナーなら、許容しやすいと言える。ただし、ドナーになることを当てにされたクローンといえども一人間として尊重されることが前提となるから、一般のドナー候補者と同じようにインフォームド・コンセントを経て、危険ゼロとは言い切れない骨髄移植を拒否する権利も与えられるべきだろう。それにそもそも、骨髄液はＨＬＡ（白血球の型）が合えば誰でもドナーになれるのだが、その適合ドナーを骨髄バンクで十分に用意できない社会の不備がまず問われなければならない。骨髄移植への世間の理解と協力をもっと求めて種類も量も十分な骨髄バンクをつくることで、骨髄液ドナーとしてのクローンをつくる必要はなくなる。

心臓の例と骨髄液の例との中間にあるのが、腎臓や肝臓や肺である。腎臓は一人に二つあるから一つを差し出すことはできなくはない。肝臓は半分程度切り取っても再生可能であるし、肺も部分的になら切り取っても死ぬわけではない。親から子へといった形で、生体肝移植や生体肺移植は行なわれている。しかし、腎臓は一つだけでは体への負担が大きくなるし、肝臓や肺の切り取りも健康をかなり犠牲にする。そもそもメスを入れる侵襲の度合いが尋常ではなく、まさに命懸けである。親が「わが子のためなら死も覚悟して」と思うのと同じ犠牲的精神を、クローン人間に強制すべきではないだろう。そして強制ではなくても、「期待」が「無言の圧力」に変わる可能性は強く、自由な主体としての人生は歩みにくいとすれば、やはりその種のクローン人間はつくるべきではない、ということになるだろう。

◆クローン技術と再生医療

ドナーとしての人間丸ごとをクローンでつくることは認めにくい、ということで最近注目されているのが、「万能細胞」とも称される胚性幹細胞（ＥＳ細胞）である。受精卵を胚盤胞という発生一週間目くらいの段階まで育て、分裂している一個ずつの細胞をバラバラにして培養したもので、初期化と分化のメカニズムを噛み合わせて臓器だけ、筋肉だけ、神経だけ、等々をここからつくれるのではないかと期待されている。そして最初の受精卵にクローン技術でレシピエントの体細胞の核を移植しておけば、拒絶反応のない移植用臓器などをつくれるとさえ言われている。

人間丸ごとのクローンよりはるかに倫理的問題は少ないだろう。しかし受精卵の道具化という問題は残る。母体に戻せば人間に育つであろう受精卵の運命を、部品にとどまるようねじ曲げているとも言えるのである。「受精卵殺人」と非難する人もいるくらいである。

脳死者からであれ受精卵からであれ、移植には他者の生命をある段階で横取りするかのような側面がある。とはいえ、移植に生存の希望を託している内臓疾患者がいるのも事実である。脳死－臓器移植の問題は第4章で指摘したが、「脳死者の促成栽培」か「受精卵殺人」かと究極の選択を迫られるなら、後者の方がまだ選びやすいかもしれない。数十年の人間的共鳴関係をもつ者の最期の数日間を早目に切り上げることよりは、十数個あって全部を産むわけではないであろう受精卵を「余剰胚」として分けてもらうことの方がまだ抵抗は少ないように思えるからである。

ただ、いずれにしても問題がないわけではない。豚などの動物に人間の遺伝子を組み込んで人間に近い臓器を持たせそれを移植に使うという「動物工場」の案も、適合性の不安や動物ウイルス感染の危険など問題は多い。すると最終的な解決は、「他のいのちを横取りせずに済む再生医療」であろう。実は、いろいろな「部品」に成長しうる幹細胞は、「胚性幹細胞」だけではない。人間は骨髄などに「体性幹細胞」を持っていて、これがうまく活用できて「自己組織再生」や「自家移植」ができるなら拒絶反応も倫理問題も大きく乗り越えられると思われる。再生医療全体がその方向に進むべきであろう。そして、そうした医療を開発する過程に胚性幹細胞の研究がもっと必要だと言うなら、それは厳しい監視の下で限定的にのみ許容される、ということになるのではないか。

〈ダイアローグ5〉

H（高校生）：先生には、高校生向け特別講座で「クローン技術と倫理」というお話をしてもらいましたよね。ちょっと難しかったけど、おもしろかったな。

T（教師）：君もあのときの受講生の一人だったのか。どこがおもしろかった？

H：おもしろいというか、考えさせられたっていう感じですね。クローンで自分の分身がつくれたら便利かな、なんて漠然と思ってたんですけど、今の自分と同年齢のクローンがつくれるわけではないってこともわかったし、自分が主役でクローンが身代わりっていう前提が成り立たないってこともわかりました。仮にクローンがいるとしても、こっちが代役にさせられるかもしれないんですからね。

T：その通り。結局誰もが個性的な自分史を歩むほかに道はないわけで、手前勝手な夢を相手に押しつけてもうまくいかないということだね。

H：ところで先生、清水玲子の「輝夜姫《かぐやひめ》」っていうマンガ、知ってます？　白泉社の『月刊ＬａＬａ』に連載されてるんですけど。

T：知ってるよ。研究テーマとのからみで、急いで単行本で読んでるところだ。

H：あれには世界の要人の臓器移植用スペア人間としてつくられた少年少女が出てくるんですが、みんなクローンなんですか。

T：生まれるときに無理やり一卵性双生児をつくっておいたという設定のようだね。つまり体細胞クローンじゃなくて生殖細胞クローンということになる。あの話でも、スペア人間たちはやがて「本体」に反逆を起こすんだったね。誰も「身代わり」のままじゃいられないということかな。マンガはマンガだけど、現代医療と自分さがしの世相を切り取った秀作だと思うよ。

H：クローンにだって個性はあるし、自分独自の環境で育つから別人格になるっていうのはその通りだと思うんですが、遺伝的素質も軽視はできないでしょう。優秀なスポーツ選手や学者をクローンで増やすっていうのは、絵空事なんでしょうか。

T：たぶん無理だろう。今トップレベルにあるスポーツ選手のクローンをつくって仮に同じ道を歩ませたとしても、二十年もたてばプレーの水準もスタイルも変わっていて、同じ成績は残せないだろう。万が一トップレベル選手になったとしても、そんな「複製」選手が何人もいては、「トップ」の意味自体が変質してしまうよね。学問だって、その時代ごとに世界が求めているものと自分の能力や選択との巡り合わせで、花が開いたり開かなかったりするものだから、何十年も前から狙って「当たり」の学者をこしらえるなんてできないと思うな。

H：結局、クローン研究の意義ってどこにあるんですか。

T：再生医療への間接的貢献の可能性はあるし、家畜増産で食糧問題には寄与してくれるかもしれない。あと、医薬品なんかの動物実験をしたいとき、同じ遺伝子の動物が数多くいてくれれば個体差に左右されない実験データが取れるというメリットはあるかな。動物を使って同じ物を量産したいときも、クローン動物からだと「品質」がそろいやすいから、役立つかもしれない。

H：そういった動物の利用って、動物愛護団体から抗議されませんか？

T：されるかもね。「動物の権利」の話は、いずれ環境倫理の議論として話してあげるから、今日はこれくらいにしておこう。

第6章　いのちを取り巻く現代社会

1　生と性・家族

いのちを生み出す過程には性がかかわるし、生まれたいのちを育み成長させるのは家庭・学校・社会である。そして最後にいのちは、家族や仲間に見守られ、見送られて終末を迎える。その流れは昔も今も変わらないのだが、医療進歩や情報化、価値観の変容といった現代の波の中で、いのちの扱いは新しい難しさを帯びてきている。本章では、「第Ⅰ部　生命の倫理」の締めくくりとして、現代社会の性・家族・情報・教育をいのちを取り巻く環境として考えてみることにする。

◆いまどきの性愛

性愛そして性交渉は、「いのちのみなもと」であるし、話題にすることをためらうべきではない。例えば妊娠中絶について、「若者の性モラルの低下が原因だ」という議論にもっぱら終始するのは不適切だが（第２章冒頭を参照）、そう言える面も少しはあることを考慮して言及しておこう。

時代は商業主義がはびこっており、情報化も進んでいる。そして性情報さえもが「商品」として存在しているのが現状である。いわゆる売買春としての性商品は太古の昔からあったが、今はそこにからむ「情報」が売買の対象となっているのが特徴的と言える。ならば、その「性情報商品」を買うか買わないかは、各人の「賢い選択」にかかっていることになる。つまり、情報があふれるほど与えられる中で、「私も乗り遅れないように」という思いばかりから性衝動を自ら煽り立ててしまうなら、それは賢い人生選択とは言えない。情報に振り回されずに「今の自分」の成長度や責任に見合う行動を選ぶことは大切だろう。

もちろん、性愛そのものは「卑しい欲望」ではない。よって、ひと昔前のような頭ごなしの「純潔」の押しつけ(1)は解決にならない。その人その人の「自然な気持ち」としての欲求が賢く充足される仕方を考えていく、というのが大まかな方針になるだろう。

情報化社会から逃れることはできない。よって、その情報をいかに上手に使うかが試されることになる。「自分に正直に生きよう」という言葉さえもが商業主義のキャッチコピーにされてしまう世の中である。長い目で本当の「自分の幸せ」を模索する力が問われていると思う。恋愛も結婚も、「自分のため」で大いに結構だろう。ただ、「キズつくことも含めて、自分で選んで自分で責任を引き受ければいいんだろう」といっても、そのキズが自分一人にとどまらないことを考えれば、相手のこと、周りの人たちのことを配慮する気持ちは、常にもっておきたいと思う。

◆男らしさ？　女らしさ？

「男」「女」という性差を論じるとき、「セックス」というレベルと「ジェンダー」というレベルの二種類の性差を分けて考えるべきである、というのが現代社会論の常識になっている。「セックス」とは、生物学的な男女差、生理的な男と女の区別である。他方「ジェンダー」とは、社会的文化的に形成された男女差で、いわば役割分担的な男と女の区別である。二十世紀初頭あたりから、男女差別を批判的に検討する流れが、フェミニズム論などをはじめとして生まれてきて、そこで性差には「セックス」だけでなく「ジェンダー」もあるということが議論の基本理解となってきた。それによって、「セックスとしての性差はあって当然だがジェンダーの固定化は見直すべきだ」という議論ができるようになったし、「子どもを産むのは女だから子育ても女がやるべきだという主張は、セックスのレベルとジェンダーのレベルとを混同した言い方だ」という立論もできるようになった(2)。

こうして現代は、「男は仕事、女は家庭」といった固定観念は通用しなくなってきており、子育て問題や高齢者介護問題といった、広い意味でのいのちの扱い方についても、新しい議論が必要になってきている。「男らしく……」「女らしく……」という言い回しを全て男女差別と見て否定するのも極端だが、これからの男女の生き方、助け合い方を「共同参画」や「共生」をキーワードとしながら、改めて考えていくべきだろう。

◆家族像の現在と未来

「家族」というまとまりが崩壊しつつある、という見方がある。女性の社会進出で、かつてのような「家」を守る「嫁」はいなくなってきている。核家族化・少子化で、多世代・大人数の家庭は数が減っている。家電製品など便利な機器が登場したことで、家事は省力化され各人はバラバラに活動するようになった。父親や母親ばかりか子どもまでもが塾通いなどで忙しく、「一家団欒」は死語になりつつある。

また、「個人の自立」という時代風潮が「家族の不要」という意識を芽生えさせている、という見方がある。「戦後民主主義」が古い家制度からの脱却と「家を継ぐ」ことの否定を促進しすぎた、という意見。「自分らしさ」「各人なりの幸福追求」を煽り立てたために「父」や「母」としての役割を放棄する者が増えた、という意見。「夫婦別姓」は家族の一体性を否定することになる、という意見。つまり、新しい価値観が「古きよきもの」をないがしろにしすぎている、と言うのである。

このように現代は、「家族」の姿が昔のような安定した形（もちろん抑圧的因習も伴ってのものだったが）では見えなくなっているのである。それが、いのちを育む場としても、救う場としても、役割を果たせていない、という話にもなりうるわけである。

さてそこで、これから守っていくべき、あるいは創り出していくべき「家族」のあり方とはどのようなものだろうか。一つには、今後の高齢社会、超高齢社会を考えると、介護をうまく分担できる家族の協力態勢は必要だろう。介護保険制度など「介護の社会化」は一方ではなされるべきだが、「一番安らげる相手は家族」「最後は家で死にたい」といった願いがあるならそれは実現したい。それを昔風の「嫁」に押しつけるのでない形でいかにできるか、考えていこう。もう一つとして、現代人の精神荒廃（例えば児童虐待やドメスティックバイオレンスといった暴力が親から子へ連鎖する状況）を考えると、誰もが子ども時代にしっかりと愛されて育つ家族関係は必要だろう。

復古主義は、抑圧的になりやすいから望まない。かといって新しい対応をマニュアル情報に振り回されるような形で追い求めても、空回りに終わりそうである。どこかで地に足をつけて、自立した個人どうしが互いをよりいっそう生かし合えるような男女愛、親子愛、隣人愛がどう築けるか、考えていきたいと思う。

2　メディア社会の人権といのち

幸か不幸か、情報技術の進展とその大衆化はとどまるところをしらない。家ではわが娘に「お前には携帯電話はまだ持たせたくない」と教え諭している父親が、会社では通信機器販売に携わって「女子中高生をターゲットに売り込め」と檄を飛ばしていたりする。皮肉な時代である。また、報道被害や個人情報流出が問題視されるケースも多くなった。このように、便利ではあるが難しい局面も出てきた現代に、「生き方」や「いのち」はどう守っていけるのだろうか。

◆事実認識と価値判断

情報を発信し、伝達し、受容する機会は多くに人にとって急速に増えてきている。そこで大前提として、その中身と過程には常に事実認識と価値判断が入っていることを肝に銘じておいた方がよい。つまり、事実認識と価値判断を区別するようにすべきである。ある情報を受け取るときには両者の判別が大切だし、自分から発するときも主観的判断なのに客観的事実であるかのように語ってはいけない。

しかし、事実認識には価値判断がついてまわるのも確かである。というよりむしろ、誰もが価値判断を心の中にもって事実認識にあたっているのが現実である。私たちは、あらゆる情報を丸ごと受け入れているのではない。何かの価値観に沿って事実を受け入れ認識を整理しているし、事実を語ろうとする際でもその動機には自分なりの価値観があって語る材料を選んでいる。

このように、「事実と価値を分けよ」といっても簡単にはいかないが、伝わってくる情報にどんな価値づけがされているか、受け止める自分はどんな価値判断で取捨選択するか、語る自分は何を価値ありとし何を伝えるか、を意識しながら情報社会に対処した方がいいだろう。小さな噂話から大きな報道被害まで、情報は人の生活を揺さぶり、時としていのちまで追い詰めるのだから。

◆メディアと人権

「表現の自由」は多くの国が憲法（基本法）に明記している権利である。よって各種のメディア（新聞、テレビ、出版などの情報媒体）もこの「自由」に基づいて情報を発信する。それぞれなりの信条や価値観はあるから、「公正・中立・客観を心がける」と言っていてもそこには限界がある。先に述べたように「事実と価値」を分けること自体が難しいという事情もある。よって、数多くあるメディアから発信されるものにはそれなりの「色づけ」はされているものだと覚悟すべきだろうし、メディアごとの「傾向」を識別しようという意識は働かせた方がいいだろう。特に商業主義的誘導が入りやすいところでは、こちらの適切な解釈を振り当てるべきだろう。また、こちらが表現する際にも、いっさいの価値判断を排除することはできないが、自分なりの公正さは心がけるべきだろう。

世は「知る権利」の時代である。ここまでに述べてきた「パターナリズムからインフォームド・コンセントへ」という話や「子が遺伝的ルーツを知るべきか」という話、そして「ドナー遺族はレシピエントに会ってよいか」という話も、この「知る権利を尊重せよ」という新しい社会風潮の中で出てきているのである。かつての日本は「知らしむべからず、依らしむべし」という官尊民卑の風潮が強かった。つまり行政をはじめとする社会全体が「黙ってついてこい」というパターナリズム状態にあったのである。それが、まがりなりにも民主主義が成熟してきて、市民レベルから「知る権利」を認識し尊重しようという空気が出てきた。今は「情報公開」が社会のスローガンになっていて、行政府の税金の使い方や大企業の社会的責任の果たし方に市民の側からチェックを入れるという形で、この権利は不十分ながらも実現される方向にある。いのちをおびやかす公害の告発などはその典型である。ただし逆に、弱者攻撃やプライバシー侵害の口実に「知る権利があるのだから」という言葉が使われるとなると、それは権利の乱用ということになるだろう。

以上のような「自由」と「権利」が、情報産業とコンピュータ全盛の時代において難しい局面を迎えている。個人情報流出や報道被害といった情報社会のマイナス面が、最近は目立ち始めている。そこで「個人情報保護」や「人権擁護」を目的に掲げた法律や制度が提唱されたりもするのだが、これはこれで「メディア規制」につながる可能性があり、政治家や企業の不正を報道機関があばきにくくなってかえって市民の利益が守られない、という問題指摘もある。こうした問題は、慎重に議論されるべきだろう。少なくともメディアを規制すべきかということについては、まずはメディア側が「自律」として、人権侵害を避けながら権力者の横暴は許さないという説得力のある姿勢を示すことで、法制度で縛らなければならないという状況は避けられるのではないか。

◆これからの情報社会

情報技術の高度化は、「ケータイ」や「パソコン」の使われ方を見ればわかるように、私たちの生活をどんどん変えつつある。かつての情報は、①伝わる時間と場所が技術的におのずと限定され、②発信者はそれなりの権威と責任をもっていると信用でき、③大衆は主として受信する側にいる、という構図になっていた。ところがこれからは、①情報はいつでもどこでもやり取りできるし、②手軽に気軽に（無責任にでも）もっともらしいことが発信される可能性が広がり、③各人が受信者であるばかりでなく発信者にもなる、という構図になっていくのである。例えば、第3章で述べた「出生前診断で障害胎児を早めに闇に葬るという考えが出てくる」という状況は、ある意味では診断技術の情報が行き渡ることの皮肉さの現われかもしれない。安易に流通させられる情報が、人を振り回したり、深刻なケースでは生き死にを決めたりする。「情報がいのちを左右する」という時代に私たちは突入してしまっているとも言える。

よってこれからは、かつては技術的に起こりえなかったから考慮する必要もなかった状況に対処するための、新しいモラルがまずは必要となる。今指摘した構図との対応で言えば、①情報を伝える時間と場所を、通信相手や周りの人々への迷惑などに配慮しながら慎重に選ぶこと、②伝わってきた情報の発信者の素性や意図をしっかり吟味し、場合によっては拒否する決断もすること、③自分が発信者になるときは、波及するかもしれない影響をできるだけ予測して、責任ある情報発信をすること、が求められるだろう。

「モラル」のレベルで話が収まればいいのだが、現実にはニューメディア時代ならではの犯罪や事件が起こっている。コンピュータウイルス、インターネットでの詐欺的商法、「自殺の仕方教えます、楽になれる薬あげます」といった内容のEメール、いわゆる「メル友殺人」などが、新情報機器を介して起こることで従来以上に防ぎにくくなっている。中には、従来の法体系では裁けない事態もあり、そこを逆手にとって犯罪的ゲームを楽しもうという輩も出てくる。[3] 新たな法整備は必要だが、それには時間もかかるし、法律ができたときには現実の方がまた先を行っているかもしれない。「情報倫理学」もまだまだ構築途上である。当面は、各自が被害者にならないように、そして無自覚のうちに加害者になってしまわないように、細心の注意を払う必要があるだろう。

情報が重みを増す時代は、その他のものが、時にはいのちまでもが、相対的に軽くさせられる時代でもある。第5章で遺伝子情報の扱い方に言及したのは、まさにこのような時代の危うさを感じるからである。「情報はあくまで媒介物にすぎない。それを活用するにしても、その先で守るべき、育てるべき「本体」は別にある。いのちを情報が支配してはいけない」という姿勢で、この現代社会に対処していきたいものである。

3　いのちの教育、いのちの哲学

現代は「こころの時代」と言われ、「いのちを大切にする教育」「生きる力をはぐくむ教育」といったスローガンが飛び交っている。それは裏返せば、「こころ満たされぬ状況」や「いのちが軽く扱われる風潮」や「生きる活力が希薄な人々」が現実社会にしばしば見られることへの警鐘であろう。

学校教育も、この現状を打破しようと「総合的な学習の時間」を設けたりしているが、「心のノート」のような教材を生徒たちにお仕着せで持たせても実効性は上がらないだろうし、教室で知識を教えるのをやめて野外体験をさせれば「こころ」がはぐくまれ「いのち」を考えるようになるというものでもない。大学や社会人向けの講座でも、「生と死」などをテーマに掲げる例が増え、それなりに関心を集めているが、まだまだ大きな流れになっていると言えるほどのものではない。

ここでは、教育現場や社会の中での語らいの場で「いのち」「こころ」といったテーマがどう扱えるかを、少し考えてみたい。そしてその先に、「世界を知り、人間を知り、生き方を考える」という哲学的な営みの姿を見いだしていきたい。

◆死への準備教育

「死への準備教育（death education）」という言葉が話題に上ることがある。この方面の先駆者的存在であるアルフォンス・デーケンは「他者への愛と思いやりの心をはぐくむには死への準備教育は欠かせない」と語り、みずからの大学でも「死の哲学」を講じている。似たような講座はあちこちの大学で、社会人を対象にしたものも含めて見受けられる。中学高校の段階から必要だという声もあり、実際に取り組み始めている報告例も聞こえてくる。

扱われている題材は、ガンの告知だったり、安楽死の是非だったり、死別の悲しみだったりすることが多く、「死へ向かって」という話に傾きやすい。死はいずれは誰にでもやってくるものであり、共通の話題にしやすい。そこで「遺言の書き方」のような話も出てくるし、実際に死に別れた体験談も登場し、「悲嘆を癒す営み（グリーフワーク）」への言及もある。こうした講座や語らいの場が、まさに人生の締めくくりを考え、そして参加者たちに「癒し効果」を与える機会にもなっているのである。

ただ、いくつかの例を見ていると、「それぞれの死生観の表明」に終わっていることも多い。それはそれで参考になるし、そこに参加することで癒される人もいるのだが、そこから振り返って自分の生を見つめ直すことには、必ずしも貢献しきれていないように思える。「死への準備」という設題が幅を狭くしている面があるのかもしれない。

◆「死への教育」から「いのちの教育」へ

「死への準備教育」には、「死に方を考えることで生き方を考える」という趣旨が当然入っている。しかしどうしても、切実な「死」の周辺の話題、例えば長患いの親の死を看取ったときの悲しいようなホッとしたような心境だとか、自分はピンピンしたままコロリと逝きたいだとか、そういった話題に集中しがちである。できればそこをきっかけにしながらでも、「生きること」「生き抜くこと」そして「生まれる意味」を考えることにもっと意識を向けていった方がいいのではないか。それが「人生の実り」をいっそうふくらませ、ひいては「死に際しての納得・満足」にも寄与するのではないか。

長期にわたった親の看取りを振り返るなら、死にゆく親の生の人生終盤の価値と世話に追われながら生きた自分自身の毎日の意義を前を向いて考え、そこから介護・福祉のあり方や自己実現の意味を深く見つめていく機会としたい。「ピンピンコロリ」に思いをはせるなら、ピンピンとはいかなくてそれでも生き抜く人生のありよう、人生の初期中期から自分の力では立ち歩きもできない人々もいる社会の支え合い方、「ピンピン」でないがゆえに生まれてくることも許されなかった子どもたちがいるという現実、そうした問題にまで想像力を及ばせる思考を求めたい。

「自分がやがて迎える死への準備のために」というのは、わかりやすいきっかけづくりにはなる。しかしそれは「きっかけ」であって、本当に考えるべきことは「自分の生き抜き方」であろう。そこを考える際には、その生きる日々をともに過ごし、時には支える苦労と喜びを感じ、時には支えられる感謝を感じる家族や仲間たちの姿も、視野に入ってくる。誰々を共存相手と考え、どんな共生の仕方を望むかも、そこでの課題となる。「死への準備教育」は、もっと広いイメージでの「いのちの教育」として構想され、「生きる意味を考える営み」として実践されるという方向をたどっていくべきだと思うし、おそらく多くの実践者たちは、そうした想定をもって、この難しくもあるが希望もある試みに取り組んでいるのだと思う。

◆「自分さがし」の時代に

「生き抜く」そして「自己実現する」と言っても、その道筋が見えにくいのが現代である。若者の「学びや仕事からの逃避」や「意欲の低下」がよく問題視されるが、実は若者とくに子どもは、大人社会を鏡のように映し出していることが多い。「チャレンジからの逃避」や「なんとかしようという気概の喪失」は、むしろ大人たちにすでに見受けられるのである。それぞれが「居場所」を見つけようとする「自分さがし」の営みを、大なり小なり模索してはいるのだろうが……。

大人社会の混沌はたしかに目につく。景気低迷の余波もあって、「最近の若者はなっていない」と叱ることすらできないほど大人たちが自信喪失状態にある。「しっかり勉強すれば道は開ける」「まじめに頑張ればきっと報われる」という確信がもてない世の中で、多くの人が明るい未来像を描けずにいる。カベを乗り越えようにも、「この問題こそ皆で考えよう」「指針はこれだ」と言い切れない閉塞状況があり、リーダーらしいリーダーも不在で、あきらめが先に立つ有り様である。

この迷路を脱出するための課題を、経済システムを立て直すといった政策とは別に、精神姿勢として次のように考えたい。第一に、「自分さがし」の場所と時間的余裕を、特に若者がもちやすい状況をつくれるか。第二に、学校をはじめ社会のさまざまな機会が、本当の個性や生きがいを尊重していけるか。第三に、家族や教師や友人その他の市民的ネットワークが、悩む人々の「行き場」となれるか。そして第四に、個人が個人として自分を問い、育て、受け入れる度量を広げていけるか。――どうしても抽象的な言い方になってしまうが、こうした課題をしっかり課題として意識するところから、事は始まるのではないか。「死を考え、そして生を考える」という営みも、要はこうした「時間づくり」「場づくり」「度量づくり」をする営みと表裏一体にあるのだと思う。

◆「いのちの哲学」そして「生きる哲学」へ

さて、そのような「死をきっかけに生を見つめ、そこに自分をさがす」という課題は、まさに哲学的な課題であるが、哲学はその役割を果たしているのだろうか。本来、哲学《フィロソフィー》とは愛知《フィロソフィア》であり、知ることを大事にして「人間とは？　自己とは？　世界とは？」を問うてきたはずである。よって、哲学というより原義としての愛知の精神に立ち返って、「おのれを知り、自己の幅を広げる」作業が今あらためて必要なのだと思う。「悩むために悩む」というような哲学はいらない。「生きる希望をさがすためにきちんと考える」哲学が求められる。「自己否定」は一九七〇年代の学生運動のスローガンにとどめて、今は「自己肯定」を築き上げる営みが大切になっているのである[4]。

今の時代、生命倫理の諸課題を意識覚醒のバネにして、死を論じ、生を論じ、生き方を論じるという哲学が求められているのではないか。死を見つめることから「いのちの哲学」へ、そして自己発見と自己実現の道である「生きる哲学」へと、率直にそして謙虚に取り組む時代なのだと考える。

学校教育という場では、「道徳」も「倫理」も「哲学」も扱いにくい現状がある。「かったるさ」や「気恥ずかしさ」が先に立つし、系統立った知識化も成績づけもしにくいから片隅に追いやられてしまいがちである。しかし、それらを求めるひそかな願望はそこかしこにある。家庭や学校の初期の教育から、「いのち」「こころ」「人間」を素直に語り合う場をつくっていくべきだと思うし、地域社会にある種の「哲学道場」のようなものがオープンな形であってもよいと思う。それがないから、奇妙なカルト宗教の（宗教まがいの）事件が起こったり、孤独で自暴自棄になった反乱者が生まれたりするのではないか。「哲学カウンセリング」や「哲学カフェ」といった試みも世界のあちこちから、そして日本の一部地域から聞こえてくる。生命倫理問題は、文字通り「生きるべきか、死ぬべきか」という問題であり、誰もがかかわる哲学問題なのである。

〈ダイアローグ6〉

D（地域住民）：「哲学カウンセリング」って初めて聞きましたけど、そんなものがあるんですか。カウンセリングといえば精神医学や臨床心理学の仕事とばかり思っていたんですが。

T（教師）：確かに精神科医や臨床心理士、さらには精神保健福祉士ならではの治療や相談の仕事はありますね。ただ、それよりもっと広い意味での、自己発見とか自己省察とかの支援をする対話的カウンセリングがありうるのではないか、という想定から哲学カウンセリングが、特に欧米で試みられ始めているということなんです。「哲学カウンセラー」という職域が成立するかはまだわかりませんが。

D：「哲学カフェ」っていうのは？　カフェって、要するに「お茶飲み場」でしょ。

T：その通り。例えば、この喫茶店で毎週日曜の午前十時からテーマ別討論会をやります、コーディネーターは哲学的議論に慣れている誰々さんです、テーマは話し合って決めて前の週に掲示します、参加したい人はどうぞ――こんなやり方ですね。

D：「人生哲学の授業」なんですか。

T：授業ではなくて、やわらかい意見交換会ですね。もちろん深刻な論戦に発展する場合もありますが。だから授業料は取らずに、お茶代と必要な運営費カンパだけ集めることになります。

D：で、哲学をやっている先生みたいな方がコーディネーターになるんでしょうが、どんな役割なんですか。

T：答えを提示するような指示的な発言はほとんどしません。ただ、「いのち」にまつわるテーマだと、医療の現状だとか、それに対する倫理的議論としてどんなものがすでに出されているかを、節目節目で示していった方が話が有益に進みやすいので、そういう「お手伝い」をすることになります。

D：おもしろそうですね。近くでやっていたら、一度のぞいてみようかな。先生はそれに近いことを何かやってらっしゃるんですか。

T：大学の中でですが、夜に社会人を対象にしたゼミをときどき開いていますよ。また、そこに集まった人たちが「自主ゼミ」のようなものを始めれば、呼ばれたときには話をしに行きます。

D：次に何かやるんでしたら、私にも声をかけてくださいね。

第Ⅱ部　環境の倫理

第7章　地球環境問題と資本主義

1　環境問題の倫理的思考

環境問題が議論の的になりやすい時代となった。かたや日々のゴミ出しの分別や有料化から逃れられなくなり、かたや地球温暖化防止のための京都議定書がマスコミをにぎわす。それだけ環境の危機が日常生活に、そして人類全体の存亡に影響してくることを意識せざるをえない時代なのである。技術的にどんな対策をとるか、経済的にどう成り立たせるか、政策的にどう実現するか、といったことを考える必要があるわけだが、同時に倫理的思考も欠かせない。

環境の危機の立て直し方を倫理面から考えることは、技術進歩で問題を解決できると見る者や経済的豊かさを前提とする者からすると、ある種「目ざわり」に映るのかもしれない。というのも、倫理的議論は「人間の筋目としてのあり方」を原理的に問い、ときに技術的効用自体を批判したり豊かさの中身の洗い直しを迫ったりするので、現状を肯定しながら問題の発展的解消を夢みる考え方に「冷や水」を浴びせかねないからだ。

しかし、環境問題に「倫（人々）」の「理（ことわり）」から根本的にメスを入れる作業は、やはり重要であろう。例えば、「持続可能な開発」というスローガンが世の中に横行している。そこには、環境保護は大切だがそれは開発を持続させるためであって開発と両立する範囲の保護を行なうのだ、という前提が置かれているし、さらにその前提では、先進資本主義諸国の今の「豊かさ」は手放さないことが暗黙の了解となっている。技術や経済政策は、「強者の理屈」でつくられることが多いから、この前提・了解を鵜呑みにしたまま進められがちになる。それでは、「そもそもその開発の恩恵にあずかるのは誰なのか」「いったいどんな開発を持続しようというのか」といった問いかけは生まれにくい。もっと多くの人々の、そして場合によっては他の生き物たちの、生き方や恵みのあり方を掘り下げて考えないと、結局は対症療法的なつじつま合わせに終始することになり、根本的な解決には近づけないだろう。

私たちの多くは、環境問題にそれなりには関心をもつようになっているし、政府レベル、企業レベルでの対策もなされていないわけではない。それなのに「どこかおかしい」「このままではうまくいくまい」という思いが消えないのはなぜだろうか。やはりどこか根本原則のようなものが欠けていて、広く地上の人々の将来的な幸せを構想する骨組みを語れていないからではないか。

環境倫理は、そうした「根っこ」の部分から議論を掘り起こそうとする営みとして、ここ三十年ほど模索されてきた。何か人類共通の原理的解答が今きれいに並んでいるわけではないが、いくつかの「考えどころ」は見定められつつあると思われる。特に今日の日本のような、最先端産業技術の恩恵に浸っている国の人たちにとっては、「不都合」で「耳の痛い」議論もあるが、それらに耳をふさがず、どこから考え直さなければいけないのかを真剣に自らに問いかける作業に、ともに取り組んでいきたいと思う。

2　「環境汚染」から「地球環境破壊」へ

近代以降の工業化で、先進諸国では物質的な豊かさが達成されつつあるが、それは様々な環境破壊を目に見えて伴うようになってきた。石炭、石油、天然ガスといった化石燃料をはじめとする地下資源の採掘は、資源枯渇を心配しなければならないほどになったし、森林の伐採と山野の開拓は、緑の地球を砂漠化に向かわせている。河川は利水・治水のためと称して手を加えられているし、海に目を向ければ港湾開発や魚介類の乱獲がやむことがない。こうして、地表の至る所に人間が踏み込んでいる。また他方では、燃料燃焼のガスや廃棄物や農薬によって大気と水と土が汚染されている。つまり人類は、一方では自然界の資源と生命力・回復力をどんどん奪いながら、他方ではそこに新たな汚染物質をまき散らしているのである。こうして自然環境は破壊され、そこに依存して生きている人類も存亡の危機にさらされている。

環境汚染はここ数十年に始まったわけではない。遅く見積もっても十八世紀の産業革命からと言えるし、早く見れば古代に組織的な農耕文明が始まった時点で人類は自然を侵食していたと言える。しかし環境問題が、「汚染」というより「破壊」として今日のように話題に上り、それが倫理面からも検討されるようになったのは最近のことである。では現代の、特にここ十年か二十年ほどの環境問題は、どのように特徴づけられるだろうか。三つの点を指摘しよう。

◆環境問題の地球規模化

第一点。限られた地域内や一国内の公害問題にとどまらない、地球規模の問題であること。

二、三十年前まで、環境問題はたいてい公害問題として語られていた。日本でなら、四大公害裁判(1)を代表例とする地域限定型の汚染と健康被害が問題であり、その地域での加害者、被害者が比較的確定しやすかったし、対策や賠償も（その完全な実行はともかく）方向性は出しやすかった。

ところが最近の環境問題は、地球規模の破壊として語られることが多い。例えば、フロンガスによるオゾン層の破壊は、上空の成層圏で起こることだから当然国境を越えるし、大気中の二酸化炭素などの増加による地球温暖化はまさに地球全体を包む温室効果ガスの問題である。もはや国境ごとに、企業ごとに責任と対処を考えればすむ話ではないのである(2)。

◆地球の崩壊は間近？

第二点。急速な開発と急速な環境破壊進行によって、取り返しのつかない崩壊が近い将来に起こると予測されること。

今述べたように、環境汚染は文明の発祥とともに、遅くとも産業革命以降は始まっていた。しかし、昔の農耕なら、人間が大地に手を加えるとしても自然の摂理に全く反するようなやり方はしなかった。産業革命にしても、初期はごく少数の国の、今と比べれば小規模な工業化でしかなかったから、資源を一挙に取り尽くすことは少なかったし、廃棄物をたれ流しても（その狭い地域に健康被害を出すことはあったが）広い自然環境の中ではやがて自然浄化されていった。

ところが今は、急激な開発で地下資源は枯渇する恐れが出てきたし、森林資源とて伐採に植林が追いつかない状況である。また、急速な温暖化や大量の汚染物の排出は、地球生態系の限界や自然の自己浄化・再生力を越える「地球破壊」となりつつある。このままでは現在の工業も農業も立ち行かなくなるし、そもそも人間が住める地球環境ではなくなるかもしれない。

◆世界団結の道険し

第三点。世界が一致団結しての対策が進めにくいこと。

第一に述べた「地球規模である」という点、第二に述べた「崩壊が近そうだ」という点から、「世界が国境を越えて協力して」「早急に対策を立てて実行しなければならない」という結論が導き出されるのだが、その世界各国が共通の認識と態勢で環境保護に乗り出すのは難しいのが実情である。その代表的な障害になっているのが「南北問題」である。

北側（先進国）と南側（発展途上国）との経済格差に起因する諸問題は様々にあるが、地球環境問題もその一つである。北側諸国は、すでに工業システムと経済サイクルが回っていて、今さら開発にブレーキをかけにくい（それでもさすがに少しずつはブレーキをかけようとしているが、あくまで少しずつである）。南側諸国は、これから工業化して貧しさから脱却しようとするときに、環境保護まで考える余裕はない。南側にしてみれば、「北側は乱開発してきたのに南側はできないのは不公平だ。初めてアクセルを踏もうとするときに最初からブレーキも同時に踏めと要求されても受け入れられない。環境保護はまずは北側がもっぱらやるべきだ」と言いたくもなるわけである。こうして、南北がうまく協力しての環境対策は、簡単には始まらないのである。

3　資本主義下での地球環境問題

二十世紀は、二つの世界大戦を経て産業化と技術革新が進んだ百年であるが、社会主義国家の「はじまりからおわりまで」が展開された世紀でもある。ロシア革命によるソビエト連邦の誕生が一九一七年、その消滅が一九九一年であるから、ちょうど二十世紀がその盛衰のすべてを見てきたことになる。特に二十世紀終盤の十数年は、環境破壊の顕在化と社会主義陣営の崩壊あるいは転向が同時に起こったことになる。この東西冷戦の終結の中での環境問題をどう見るか、これが二十一世紀を展望する前提として欠かせない。

ソ連はロシアその他の共和国に分立し、EU（ヨーロッパ連合）はかつての東ヨーロッパ諸国を巻き込んで拡大しつつある。こうしてヨーロッパでは東側（社会主義諸国）のシステムは崩壊したと言えるし、アジアでも中国やベトナムは政治的な体裁はともかく経済的には資本主義の手法をどんどん取り入れている。その結果、世界全体が資本主義経済化し、私的所有と商品生産による市場メカニズムが隆盛を極めることになった。

◆功利主義

こうして二十世紀末から二十一世紀初頭の世界は西側（資本主義諸国）的手法が地球規模化したわけだが、それを先導しているのがアメリカ型の功利主義的自由主義である。「功利主義」とは、「己を利すること、快楽を得ることを善とし、個々人の利益の総和としての社会的利益を目指す」という思想である。「みんなが自己利益を、自由に追求すればよい。それが結果として全体の利益を膨らますのだから。自分の快楽を増やそうと努力と工夫を重ねることは悪徳では決してなく、善行だとはっきり認めてよい」という考え方で、「道徳イコール禁欲的慈善」という一方的イメージを打ち破る発想だと言える。「最終的に社会全体の利益になる」という部分が説得力をもち（ただし本当にそううまくいくかは議論の分かれるところだが）、「最大多数の最大幸福」が功利主義者たちの共通スローガンになっている。

さて、この功利主義的自由主義が今日の世界の自由な経済活動を推進し、それによって達成される「全体の豊かさ」を多くの人が肯定しているのだが、地球環境問題にとっては「それではうまくいかない」という現状がある。ここには大きなカベがある。

この自由主義思想がたんなる「利己主義」に陥らず「全体の利益」を保障する唯一最大のルールは、「他者危害原則」である。これは「他者に危害を与えない限りは何をしても自由である」という考え方で、「自分の好きにしていいが人に迷惑だけはかけないように」という言い方で多くの人が認めている暗黙の約束事を、原則として定式化したものと言える。ところが、広く人々を納得させると見られるこの他者危害原則は、次の三点で見るように環境問題では力を発揮しにくいのである。

◆他者危害原則の三つの弱点

第一点。あからさまな公害は別として、全体にじわじわ進行する環境破壊は「他者への危害」と見えにくいこと。

地域限定型の公害なら、因果関係も加害者も被害者も比較的わかりやすく、「誰が誰にどう危害を与えているか」を認定して対策を立てやすい（それすらできていない地域や国もあるが）。ところが、環境破壊として問題とされている多くのものが、広範で複合的で見えにくく、シンプルな原因発見と責任追及がしにくくなっている。ボディブローのようにじんわりきいてくるものも多いから、ダメージがでたときには原因までたどる道がなかったり、あっても対処するには手遅れだったりする。

例えば水俣病なら、チッソという原因企業の加害責任と国の監督責任を追及して被害者を認定し、補償を行なうことが一応はやりやすい（その実行はまだまだ不十分だが）。しかし例えば酸性雨なら、様々な排出ガスが少しずつ雨の酸性度を高め、広い地域で少しずつ森林枯死を招くから、「加害はこれ、被害はここ、よってこれだけ改めればくい止められる」と簡単にはいかないのである。

第二点。お互いに利益も得ていれば「危害」もお互いさまとして済まされやすいこと。

一方的加害者と一方的被害者がいる場面では、中立の第三者が裁定を下して賠償させ、二度と害を起こさないようにさせることができる。ところが環境破壊は、「皆が生産者であり加害者、皆が利益享受者であり被害者」という構造をもっている。(3)「最近空気が汚れてきたな」と思ってもその原因は自分が買っている商品の製造・処分過程にも由来していると推定されるし、自分が日々運転している車の排気ガスも原因の一部と考えられる。

さてそこで、「有害物を多く出す企業の商品は買わない、車はなるべく運転しない」という生活信条を掲げることはできる。しかしそれでも、今の日本のような社会で全く廃棄物を出さない商品のみを選んで暮らすのは不可能に近いし、マイカーをやめても公共交通のエネルギー消費とガス排出に一切加担しないでいることは無理である。何よりも、自分自身がどこかの製造業や流通業の仕事で生計を立てていたりするのである。こうなると、「きれいごとはやめよう。利益と被害がともに深まるのが資本主義の宿命だ」という悟り（というより開き直り）の境地に行き着いてしまう。

第三点。まだ見ぬ未来世代を「他者」としてどこまで配慮の対象とするかは難しいこと。

環境問題は、究極的には未来問題である。すなわち、「今はまだ、自分が生きている間はもつかもしれないが、百年後、二百年後にはいよいよ地球は人が住めなくなるだろうな」という問題である。その意味で最大の被害を一方的に受けるのは未来世代の人々であるが、彼らを「被害者」として認めその「被害」を最小限にくい止めようとする営みは、実は簡単ではない。自分の目の前にいるわが子なら、「この子には緑の自然を残してやりたい」と素直に考えやすい。わが孫くらいまではその想像力は及ぶだろう。しかし、百年後のどこに何人いるかわからない子孫のために、今の享楽を我慢して環境保護の努力を続けるのは簡単ではないし、数百年後の地球の裏側の人類の子孫たちのことまで考えて具体的実践を今やるというのは、雲をつかむような話で思いつきにくい。

いったい「他者」とは誰と誰なのか。どこまで配慮を及ばせれば「許される」のだろうか。仮にいくばくかの配慮を思いついたとしても、その配慮のある活動や物が資本主義経済の「商品」としてなじむのだろうか。遠く広く配慮がなされるほど、「現在的商品価値」は下がって今の市場では「売り出せなく」なるのではないか。

◆環境破壊と社会主義

以上のように、他者危害原則を唯一最大の「歯止め」とする資本主義社会は、環境への配慮という面ではその「歯止め」がききにくいのである。ただし、だからといって「資本主義だから環境破壊が広がった。社会主義ならそうはならなかったのに」と言いたいのではない。実は、社会主義諸国の方が環境破壊はひどかったことが、今はわかっている。

東西対立の時代、西側諸国で公害問題が話題になっていたころ、東側の大国はこう主張していた。「公害は資本家が労働者をしいたげる資本主義国特有の現象である。労働者が主役であるわが国ではそのようなことは起こらない」——しかし実情はその逆だった。元々産業革命には後れを取っていたところに、「西側に追いつき追い越せ」と無理を重ねたものだから、人々の健康・衛生・安全保持は生産力向上の後回しになり、公害を含む生活破壊は資本主義国よりも悲惨だったことが、東側の体制が崩壊してから判明してきたのである。

このように、「生活の豊かさ」にも「抑圧からの解放」にも資本主義を上回る結果は出せなかったのが二十世紀社会主義であった。はたしてそこには、二十一世紀の環境問題に何かのヒントを引き出せる余地があるのだろうか。それとも、「使えるところ」はすでに西側の「福祉国家」が取り込んでいて社会主義は「用済み」なのだろうか。歴史的検証にはもう少し時間がかかりそうである。

〈ダイアローグ7〉

S（社会人ゼミ生）：「功利主義」って、当面の役立ちと便利さのみを追求することだと思って悪いイメージがあったんですけど、各人の利益追求から全体の利益増大へという広がりがあるならいいかなって気がしてきました。どこか問題があるんですか。

T（教師）：「全体の利益」といっても、みんなに行き渡っているかは疑わしいんだな。一部の者が富を独占していても「全体の利益は増えている」と言えるわけでしょう。良識ある功利主義者たちは貧民救済などにもそれなりに配慮しているけど、基本的には自由競争による優勝劣敗を是認しているんだよね。

S：じゃあ、分配のあり方が最優先課題だということですか。

T：そこがまた難しい。所有の共同と分配の平等をスローガンに掲げた社会主義は、少なくとも二十世紀においては失敗したわけだから。共有と配給の社会は管理強化と自己努力減退を招いて「みんなが豊か」どころか「みんなが貧しい」という結果に終わっているのが現状だね。社会主義とて、生産力向上にとらわれていて環境にやさしかったとは言えないし。

S：たしかにそうですね。でも、これからの地球環境の限界を考えると、全体を共同で管理して限られた量の分配に知恵を絞る必要は出てくるんじゃないですか。

T：いい指摘だね。そのあたりは「地球全体主義」の問題として、環境倫理では一つの焦点になってくるから、これからゆっくり説き起こしていこう。

S：あと、「他者危害原則」の話ですが、本当に環境問題には無力なんでしょうか。環境破壊はやっぱり「他者危害」でしょう。

T：「無力」というと言い過ぎかもしれないね。ただ、先に挙げた三点にそれぞれ補足すればこういうことになる。第一に、「危害」をはっきりさせるには犯罪の立証と同じくらい証拠をそろえねばならないから難しい。ならばいっそ「疑わしきは罰せず」でなく「疑わしきは罰す」とすればいいのかもしれないが、あらゆる人間活動は環境へのダメージにつながっている可能性があるから、それでは何もかもストップしなければならなくなる。第二に、人のやることにはたいていプラスもマイナスもついてまわっていて、マイナスの方が多くない限りは許されることになっている。今の産業発達による生活向上と環境悪化とを比べて、後者の方が圧倒的に多すぎるという合意はまだない。第三に、「他者」が未来世代だったりすると、相手が「これの害をこうむっている」と訴えてはこないものだから、こちらも予防には手を抜きがちになる。さらには「未来には生活様式も価値観も変わっていて何を害だと受け止めるかもわからないから、今から気にしても仕方がない」なんていう開き直った意見も出てくる。

S：ではやはり、他者危害原則では環境は守れないんですね。

T：今のところ、これだけで多くの人に環境保護を優先すべきだと納得させるのは難しいね。ただ、わかりやすい原則だから、議論のきっかけには使えるかもしれないな。そこから「他者」の範囲と「危害」の内容を広げて考えていく想像力を、みんながもてればいいんだけど。

第８章　環境保護と自由主義・個人主義

１　国際社会での環境問題

環境保護を、特に世界が団結して長期的展望で実行するとなると足並みがそろいにくい、というのが前章の趣旨だったが、もう少し立ち入って問題を整理しよう。

◆南北問題

まず第一に、前章でも触れたが、南北問題すなわち「北」の先進国と「南」の発展途上国との経済格差、収奪構造を背景とした対立の問題がある。資本主義は、「持てる者」が資本を投下して自由に企業活動を営んでよいという自由主義経済でもある。そこで自由競争[1]が繰り広げられ、運搬・通信技術の向上に伴ってマーケットが緊密になるにつれて、国際市場での「弱肉強食」状況がはっきりしてくる。この競争で、少なくとも二十世紀まではうまく立ち回って経済的な豊かさを享受しているのが先進国であり、波に乗れず貧しさに苦しんでいるのが途上国である。「功利主義的自由主義でも貧民救済くらいは配慮する」という前章の議論とつなげば、先進国は途上国に経済援助を少しはしてきた。しかし、どちらかというと先進国の都合に合わせた、いわば先進国側の「うまみ」が減らない援助であったから、経済格差はむしろ広がり、「持てる者」が「持たざる者」を収奪するという構造が巧妙に固定化される面も出てきた。

さて「北」は、とりあえずは無限の進歩を信じて資源を浪費し汚染物をまき散らしてきた。しかし最近になって、資源はやがては枯渇すること、汚染は多すぎると自然浄化の限度を超えることに本気で気づきはじめた。そこで「節約」や「再生」を少しは真剣に考えるようになり、「アクセルから急ブレーキに」とまではいかないが「成長一辺倒から少しずつ環境保護に」という程度には経済政策を軌道修正しだした。そして「環境は地球共通問題だから環境保護にはどの国も共同で着手しよう」と語る。

ところが、この語り口は「南」には偽善的に映る。早い者勝ち的に豊かになった「北」が、これまでの乱開発の反省も弁済もせずに、「富者の余裕」で「これからは環境保護優先の時代だ」とうそぶいているようにしか見えない。「共同の環境保護を言うなら、まずこれまでの乱獲とたれ流しのツケを払ってからにしろ。それができないなら我々にも同等の「開発一辺倒」を向こう五十年くらいは認めろ。こちらは貧しさにあえいでいて保護に回る余裕はないのだから」と反発したくもなる。

こうして、世界共同での環境保護とはすぐにはいかないのが実情である。もちろん、二十世紀末までの環境破壊の大半の責任は先進諸国にある。こちらが率先して環境保護に乗り出す必要はある。しかし、地球環境全体の限界が見えてきたからには、「公平を期して途上国にもあと五十〜百年は乱開発を認める」などと悠長なことは言っていられない。どんな歩み寄りができるか、多くの者が納得できて実行できる策は何か、難しいところである。

◆囚人のジレンマ

さらに言うと、環境をめぐる国際社会での対立は南北間だけではない。率先して保護に力を入れるべき先進国どうしでも足並みはそろいにくい。それを「囚人のジレンマ」という物語で説明しよう。「囚人のジレンマ」はゲーム理論でよく持ち出される話である。文字通り、囚われ人が板挟みの苦境に陥るということだが、簡単に説明するとこんなストーリーである。

ある犯罪を犯した共犯の二人（三人以上でもよいが）がつかまって取り調べを受ける。取調官は囚人（この段階では厳密には「容疑者」だが）の一人にこうささやく。「もう一人の奴と一緒にやったんだろ。素直に白状すればお前だけは正直者ということで情状酌量してやる。往生際の悪いあいつに二人分の罪がいくだけだ。でもお前が黙っていると、二人分の罪をかぶるのはお前の方かもな」と。

そしてこれと同じささやきを別室でもう一人の囚人にもしているのである。二人の囚人は、もし毎晩相談して一致団結できるのなら、黙秘を貫いて軽い罪で済むかもしれないし、うまくすれば証拠不十分で無罪になるかもしれない。しかし、隔離されて別々に取り調べを受けているうちに、「俺は粘り通したいが、もしあいつが先に裏切ったら損するのは俺の方だ」と疑心暗鬼になり、黙り通すか自白するかの板挟みに苦しんだあげく、罪を白状してしまう。そして隣の取調室でも同じことが起こっていて、「二人とも完全に認めた。二人とも重罪」という裁きを受けることになるのである。個々にはよりましな選択をしたつもりが、当事者総体にはありがたくない結末がもたらされることになるのである。

この話が環境問題にも適用される。「自白せずに粘り通そう」とする囚人たちが「環境保護をやり抜こう」とする各国になぞらえられるのである。自由競争で利益追求を目ざす各国だが、今の時代にはさすがに環境保護も大切だと考えるようになり、各国なりに環境にやさしい商品（原材料や製造工程や廃棄処理において環境に配慮した商品）をつくろうとはする。しかし、世界各地での経済競争は厳しいから、「ウチはまじめに頑張りたいが、もしライバル国が環境保護に手抜きをして、その分コストの安い商品を市場に出してきたら負けてしまう」と疑心暗鬼になる。囚人たちとの違いはいつでも話し合いができることだが、「外交は所詮は建前。自国に帰れば本音は違う」と思っていれば合意は役立たない。結局、「環境保護は二の次。とにかく売れる商品をつくらなければ。それが自由主義経済だ」となってしまい、皆が環境保護から手を引いてしまう。つまり各国なりに環境保護は考えても、他国相手の経済競争があるために、世界ぐるみでの保護は実現しにくい――これが「囚人のジレンマ・環境問題版」である。

ここで想定したのはとりあえずは先進国どうしのライバル関係だが、それは一国内の企業間競争にも言える。「個人の自由」は「個別企業の営業活動の自由」でもあり、それが二十世紀の企業の競争能力を高めて経済を活性化してきた面もあるのだから、頭ごなしに否定はできない。また、「囚人のジレンマ」は先進国と途上国（その中でも先進国になりかけている中進国）との関係にも言える。先進国が「環境保護は途上国も一緒に」と主張するとき、そこには「世界が同時にやらないと環境は守れない」というまっとうな意図も半分はあるが、「途上国が環境保護そっちのけの安価な商品を出してきたらこちらが負けてしまう」という打算的な意図も半分はある。

2　環境保護の全地球化はエコファシズム？

◆地球全体の利益

今述べたことの流れから、次のような仮説が導き出される。「個人の、あるいは個々の企業や国の自由な利益追求を許していては、もはや環境保護は実現しない。これからは自由を制限して地球全体の利益を守るべきだ。地球環境の総許容量は決まっているのだから」——これが環境倫理における「地球全体主義」の端的な主張である。

環境問題が地球環境問題として認識されるに至った今、この主張はかなりの説得力をもつ。「個々人の利益、各企業の利益、各国の利益を自由に追求してきたことが地球環境の危機を招いた。「個別の自由」が全体の死滅を招いては自由も何もあったものではない。全体の利益を優先しないことには個々の生存さえも危ういのが現状なのだ」――こう呼びかけてくる。

ところで、「全体の利益」とはどのようなものだろうか。おそらく個々の利益の総和とイコールではない。富者と貧者を両極端につくりながらの全体利益増大はすでに存在しており、それには問題があるというのが、功利主義的な「個人の自由」への大きな批判点である。そしてそもそも、全体利益の無際限な増大は望めないというのが地球環境問題である。すると、全体のパイを見定めながらその大きさとそれに伴う犠牲を考慮して、どこまでパイを広げるか、どこまで犠牲を引き受けるか、そのプラス部分とマイナス部分とを全構成員でいかに分割するか、を決めていかねばならない。個々人の、個々の国の利害を超越したところで、全体のバランスを大局的に判断し、判断したからには個別の不平や抵抗を押し返してでも実行しなければならない。

すると、その判断力と実行力が求められる。まず判断力。「公平と平等」を原則としたいところだが、これまでの産業実績や生活実態を見れば何でもいきなり均等割とは言いにくい。自由主義経済の駆動力となってきた「経済大国」を制限しすぎるのは全体の活力にとって不利益だ、という判断も働くかもしれない。そもそも何を基準とした平等なのか。人数が絶対なのか。一九九〇年あたりの国民所得をベースにするのが適当なのか。

次に実行力。財や汚染物の今の配置を調べ新しい配分を遂行するには、いろいろな「執行力」も保障されねばならないような気がするが、その正当性はどう認められるのか。どの程度の「強制執行」を許すのか。結局は、武力を背景とした「治安維持部隊」をどこかに設けて、おどしをかけねばならないのではないか。

全体をまとめようとすることは、一方では経済統制さらには生活統制、悪くすれば思想統制まで踏み込んでくる可能性があるし、他方では世界の不平等な現状をより露骨に追認する弱者切り捨てになる危険性がある。「全地球丸ごと」を管理する政治は、エコロジー（元々「生態学」を意味するが「自然環境保護思想」全般を指すようになった）に名を借りたファシズム（強権的独裁主義）ではないか。この「エコファシズム」は避けられない道なのか。もっと「穏当」な方法はないのか。

◆共有地の悲劇

「自由による環境破壊は不可避、地球を救うにはファシズムしかないかも」という深刻なメッセージを発しているのは、ハーディンという環境学者である。彼はまず、「共有地の悲劇」という物語を、次に「救命ボートの倫理」という物語を用意する。

「共有地の悲劇」とはこんな話である。牧畜業を営む村があって、共有の牧草地で牛を放牧して飼っている。その村のある牛飼い農家が、例えば十頭程度の牛を私有しているとして、「もう一頭増やそうか」と考える。「自分の売却益は一頭分まるまる増える。牧草地にかかる負担はあるが、「共有地」全体のことだから個人的なマイナスは少ない」という判断は、ある意味で合理的と言える。これを実行し、さらにもう一頭、もう一頭、と損得を判断して追加を実行する。同じ村内で見ていた他の各々の農家も、同様に「合理的」に判断し実行する。こうして牛が増え過ぎた共有の牧草地は、限界を超えて食い荒らされ、やがて牛が一頭も育てられなくなって、この村は全滅する。

「土地も私有で牛も私有」という完全私有主義（ハーディンは私本位主義と呼ぶ）なら、牛の売却益が増えても土地が荒れるマイナス分も最初から自分一人に降りかかることがわかっているから、過剰放牧は起こらない。「土地も共有で牛も共有」という社会主義でも、土地が荒れるマイナスのみならず牛から得られるプラスも同時に共有者に分配されるから、自分から無理して牛を増やしはしない。「土地は共有で牛は私有」という自由主義（ハーディンは共同主義と呼ぶ）だからこそ、自分の利益のために牛を増やしたい、土地荒廃を心配して遠慮しても隣人が増やせば自分が損するだけだ、という思いから逃れられない。こうして自由主義経済は「共有地の悲劇」を避けられない——こうハーディンは言う。

ハーディンはとりあえず、「土地も牛も私有か、土地も牛も共有か、どちらかに徹するしかない」と言っているように見える。それでは、完全私有主義にすればよいのだろうか。「牧草地」という例に限れば、個人個人に私有地を設定することは可能のようにも思える。しかし土地表面に柵を設けても、水は流れ、花粉や種は風に乗り、害虫・益虫は飛び交い、土質は影響しあう。そもそも「牧草地」とは、水や空気や大地といった、公共物たらざるをえない「環境」の代表例に過ぎない。完全私有制は不可能と言える。では逆に、社会主義で共有を徹底すればよいのだろうか。こちらも難しい。

私有財産と自由な経済活動こそが豊かな人間生活づくりに唯一の有効な手段であり、社会主義は人間共通の「楽園」でなく共通の「牢獄」になる、というのが二十世紀の範囲での回答だったのだから。

この「共有地の悲劇」という物語の趣旨はつまり、共有地（公共の環境）で各個人が私的な営みをすれば私的利益を上げるために必然的に共有地は荒らされていく、ということである。自分が努力して世話する牛の数を増やすというのは個人の裁量であり、自由な社会では積極的に評価されてよい営みだと思える。地域の慣習や村仲間の了解に反していなければ、民主的手続きにも沿っていると言える。こうして自由主義が、個人主義が、さらには民主主義もが環境破壊の可能性をもつ、というのがこの物語の教訓である。はたしてこの教訓は、「環境保護か民主主義か」という二者択一を私たちに迫っているのだろうか。

◆救命ボートの倫理

現実の厳しさを遠慮なく突きつけるハーディンは、次に「救命ボートの倫理」を提唱する。「救命ボートに誰を乗せるか」という物語から、「少数特権者のみの生き残りもやむなし」という結論を引き出す。これを世界の環境問題の象徴的場面、象徴的解決と考えるのである。

「救命ボートの倫理」はこんな場面を想定する。大型船が難破して、海面上で溺れかけている人が百名、すでに救命ボートに乗っている人が五十名いるとする。救命ボートの最大定員は六十名なのであと十名はギリギリ乗れる。さて、助けを求めている百名に対して乗っている五十名はどうすればよいか。選択肢は次の四つが考えられる。

①人道的見地に立って助けを求める人たち全員を乗せようと努める。

②そこに合理的判断も入れて、定員ギリギリのあと十名までは乗せる。

③利他主義あるいは全体利益の見地から、生き延びるに値する人を選んで乗せ、そうでない人はすでに乗っている人でも席を譲ってもらう。

④右記三つの悩みを断ち切って、これ以上は一人も乗せない。

さて、選択肢の検討に入る。①では救命ボートが定員超過で沈み、すでに乗っている人も含めて全員が溺れ死ぬ。全ての破滅でしかない。②では定員ギリギリになるので安全性には不安が残り、次に来る危機には耐えられないかもしれない。それにそもそも、あと十名をどんな基準で選ぶのか、選ばれなかった人にどう申し開きするのか、悩みは尽きない。③では良心的で謙虚な人があきらめて犠牲になり、厚かましく居座る人や他者を押しのけてでも乗ろうとする人ばかりが生き残ることになる。よって、④を選ぶのが一番問題が少ない。これは不公平ではあるが、混乱なく確実に人間が生き残る道としては最もマシである。

このたとえ話を地球環境問題に戻して考えると、すでに救命ボートに乗っている五十名が先進国、溺れかけている百名が途上国ということになる。あるいは一国内、一地域内という場面で、すでに豊かになった少数の人とまだ貧しい多数の人になぞらえてみることもできる。ハーディンが本気で、「いま特権的立場にある者だけが救われればよい、独裁的にでも解決せよ」と願っているかは疑わしいが、甘っちょろい解決策で地球の全ての人が将来もずっと救われるというわけにはいかない、という意味では彼のメッセージを厳粛に受け止めねばならないだろう。私たちは「自由で平等な」民主主義を信用して生きてきたが、それが通用しないかもしれない。つまり環境問題は、強権的全体主義的にしか解決できないかもしれないのである。

実際、人類が環境を食いつぶしている現状は目に余るものがあるし、人口増加も地表の許容量の上限に達しつつある。このままでは、いまボートに乗っている者だけでも、さらに肥え太ったり定員オーバーになったりして全滅するかもしれない。そもそもまともに考えれば、特権的な者だけの生き残りを「最善の答え」としたくはない。私たちはハーディンのメッセージを、「これ以上環境問題に手をこまねいていたら、本当にそんな「にがにがしい」選択肢しか残らなくなる。そうなる前にもっとまともな、つまり可能性ゼロではない民主主義の範囲内で、よりマシな解決策を絞り出そう」という教訓にするべきなのではないか。

3　「世代を超えて」倫理は生きる？

共有地は無責任に荒らされる、救命ボートには全員は乗れない、という警告を真剣に受け止めつつ、もう少し民主主義に期待をつないで、私たちは何を考えられるだろうか。「共有地がついつい、少しずつ荒らされていく」のなら、その「ついつい、少しずつ」を「しない、させない」という責任を突きつけ続ける、という手が考えられる。「ボートに皆が乗り込もうとすると沈んでしまう」のなら、とりあえず「片手だけ」でもつかまっていてもらい、すでに乗っている側も「余計なぜい肉と荷物」を削り落としながら、次の「救命具」を考案する、という手が考えられる。

いずれにしても、少なくとも事態を悪化させないで長期的に時間を稼ぐことが求められる。十年や二十年、いや五十年や百年、それ以上、というタイムスパンで。ここに、世代を超えて責任を引き受け続ける強い構想力が必要となり、前章の最後で少し触れた「まだ見ぬ未来世代への配慮」という課題に焦点が当たってくる。これを環境倫理では「世代間倫理」として大きなテーマの一つとしている。

◆世代間倫理の可能性

「世代間倫理」とは、文字通りには世代と世代にまたがる倫理のことで、端的には、現代世代が未来世代のためにすべきこととしてはいけないことを責任をもって引き受ける、ということを意味する。

例えば現状では、現代世代がぜいたくな豊かさに浸っているうちに、資源は浪費され廃棄物は放置される。残り少なくなった資源とたまった廃棄物は、未来世代を窮地に追いやることになる。そこで現代世代が長期的な責任を自覚して、未来世代のために資源は節約し廃棄物はしっかり処理すべきだということになるが、すると現代世代は今のような自由は味わえなくなる。「未来の同胞」のためにそこは覚悟しよう、という話になるわけである。

問題は資源節約と廃棄物処理に限らない。節約と同時に代替エネルギー開発も大切になるかもしれないし、廃棄物を最後にはどこかに捨てるとしたら新たな処分場も確保しておかねばならないかもしれない。空気や水をいくらかは汚染してしまうとしたら浄化技術もある程度研究しておく必要があるかもしれない。緑の山野と青い海に産業的価値以外の価値を認めてこのまま手つかずで引き渡すべきだ、という考え方もある。未来世代への責任倫理は、その広がりと深さへの想像力を求められる思想なのである。

◆世代間倫理の難しさ

世代間倫理の「広がりと深さ」は、現代人へのとても大きな宿題に見える。私たちは、未来世代のためにどの程度「自由」を抑制すべきなのだろうか。どこまでやれば「責任」を果たしたことになるのだろうか。そもそも今の日本のような豊かさに慣れている者たちが、こんなことを宿題と認めて納得するだろうか。仮に相当数の者が納得したとしても、適切な実施計画を立てるのは難しそうだし、その実行となるとどこまでうまくいくか、確信はもてそうにない。

改めて考えてみると、「未来世代のための行動計画立案」には大きな障害がある。まだ存在しておらず、直接に対話も契約もできない未来世代の意向をどう配慮できるか、という問題である。

自分の人生計画なら、自分の願望を見極め、実現性と照らし合わせながら自分自身で監視していけばよいし、失敗しても自分で引き受ければよい。他者との共同計画や影響が及ぶ者どうしの営みでも、互いの希望と力量を確認しながら励まし合ったり叱責し合うことができる。ところが相手が未来世代となるとそうはいかない。「相手が何を望むかわからない」という状況は、倫理的には「ありとあらゆるものを用意しておくべきだ」ということになるのだろうか。そんなことは不可能だし、無理をして現代の私たち自身の生存を危機にさらせば、その子孫たる未来世代は出現すらできなくなるかもしれない。しかし、「現代人の安定的生存が先決だ」と開き直りすぎると、結局は未来世代への配慮がどんどん縮減されていく。「未来への配慮」という宿題には、名解答は見つかりにくい。

4 「何を」「何のために」守るのか

今述べたのは、「現在の私たちの抑制的生存から未来の人々の生存保障へ」という、時間の流れに沿った「通時的」視点からの議論だが、環境問題にもう一つ必要なのは、ある時点での利害関与者をどの範囲で考えるかという、同時代の横の広がりを見る「共時的」視点からの議論である。この二十一世紀初頭という時点で言えば、次のように問題設定ができる――環境汚染の加害者・被害者は誰々で、環境保護の実践者・享受者は誰々なのか。何を保護すべきで、何が生き残るべきなのか。

◆人間中心主義

右記の問いは、簡単にひとまとめで言えば「何のための環境保護か」ということである。そしてそれへの、ある種「当たり前」の答えは、「人間そのものの生存のため」ということになる。この答え方を基本にしながら環境保護を考える思想を、「人間中心主義」と呼ぶ。

言うまでもなく、人間は環境に依存して生きている。空気（特に酸素）と水は太陽と地上の物質循環によっているし、食糧は緑の植物をはじめとする生態系によっている。環境の全てがいのちの源だが、中でも直接的な食物や生活材料になっていのちを支えてくれるものとして、人間以外の生物がまずは目にとまる。生物は、人間という「この世の主人公」に生きるすべを与える「材料」「手段」「道具」である、と考えることができる。ここでは、「生き残るべきなのは人間で、その生存を保障する道具としての他の生物を維持していくのが環境保護である」という話になる。そして諸生物[2]は、人間にとっての「道具的価値」で測られ、継続的利用のためにこちらの必要度に応じて保たれる存在である、と見なされるのである。

他の諸生物との対比で人間を見て、後者の側の生存を中心に考えるとき、そこに言う「人間」とは一個人や特定の地域民・民族を超えた「人類」であると見られる。つまり、環境保護における人間中心主義は、他の諸生物を長期的な道具として使うために根絶やしにはしないように、という人類総体の立場に、必然的に立っている。よって、特定の個人や特定の世代が環境を食いつぶすのではなく、生物（そして無生物も）を永続的に利用できるように配慮することを求め、その意味では「個人主義」よりも「人類全体主義」に立つべきだとする。

しかし、この「人類全体」という立場は絶対的なものだろうか。現に困窮しており木を切り売りしてやっと生計を立てている人に向かって、「そこの森林を切りすぎるな。一本切ったら一本植えよ。人類全体のために我慢せよ」とまで言えるかは、大いに疑問である。人間中心主義の範囲内でさえも、いくつかの難題がある。

◆自然中心主義

もう一つの代表的な答えは、「自然環境と呼ばれる諸生物そのものに生きる権利があるから保護されるべきなのだ」というものである。こうした考え方に立ち、先の人間中心主義を反省して自然の権利、自然の生存権を重視する思想を、「自然中心主義」と呼ぶ[3]。

自然中心主義では、諸生物は人間の利用対象としての「道具的価値」でなく、それ自体が存在していることの「内在的価値」があるとされる。よって、人間が動物の一匹、植物の一本たりとも取って食べてはいけないとまでは言わないが、自然の食物連鎖の範囲から大きく逸脱して人間のみの欲望を肥大させることは許さない。諸生物の各個体をむやみに殺してはいけないし、ましてや「種」全体として絶滅に追い込むことは禁物だということになる。人間の世界にある「個人主義」を他の生物にもある程度適用して一つ一つの生命をそれなりに尊重すべきだということになるし、「人類全体主義」から拡張すれば、動植物の各々の「種」が長期的安定的に繁栄するように配慮すべきだということになる。

自然中心主義は自然界の生物の内在的価値を重視するが、人間に関して語る「人権」や「生存権」や「人格権」を類比的に当てはめているようでいて、完全にそうだとも言えない。人間同士なら、自己主張し合うこともできるし、当事者たちの権利が最大限実現されるように周りのみんなも努力と工夫を重ねるという了解が得やすい。しかし、相手が他の生物となると難しい。希少動物を保護しようとは言うが、増え過ぎたら殺せと言う話も出てくる。鯨は高等哺乳類だから捕獲するなという意見もあるが、漁業国で賛成する人は多くはないだろう。害獣と益獣、害虫と益虫というある意味では手前勝手な観念を、私たちは抱いてしまっている。養殖業は人工的に大量増殖させて一挙に食糧化する手法だし、農業は植物に対して大昔からその手法を使っている。「動植物を人間の都合で増やしたり殺したりするのが「文化」の宿命だ」とも言える。

人間と「同等に」あるいは人間に「準じて」他の生物も尊重せよと言うが、人間一人と動物一匹を引き換えにはできないだろう。一対十や一対百にすれば釣り合いがとれるという問題でもない。今は人間の側がのさばりすぎている、とは思う。しかし他の生物のために人間がどこまで我慢できるか、我慢すべきかは、答えの出にくい問題である。

〈ダイアローグ8〉

G（女子学生）：地球全体主義、世代間倫理、人間中心主義と自然中心主義……いろいろ考えどころがあるんですね。私、大学では環境のことを勉強したいと思ってきたんですが、すごく単純に考えてました。自然を守る、それによって自然の恩恵を受けている人間を守る、そんな当たり前のことがなぜできないんだって。

T（教師）：「単純」と思う必要はないよ。その「当たり前」という心持ちは大事にしてほしいな。ただ、こんなことは考えてほしい。僕はいつも言ってるんだが、人々の営みの多くはそれなりの善意と前向きさでなされているのに、世の中には災いや危機が増えている。どこかに構造的な欠陥があるのではないか。それも技術的な不足より前に、理念の整理や意思一致の焦点の合わせ方に不十分な所があって、そこが現実の行き違いを大きくして解決を遠ざけているのではないか。

B（男子学生）：例の「地獄への道は善意で舗装されている」ってやつですね。最近、先生の言うとおりだな、と思うことが多くなりました。ボランティア活動で身に染みたんですけど、善意の中身をよく確かめ合って実践の組み立てをしっかりやらないと、空回りになったり、裏目に出ることばかりですもんね。

T：よくわかってるね。君もいい経験を積んできたんだ。

G：で、環境問題での「意思一致」ですけど、つまるところ、どこがもつれていて、どう解きほぐしていけばいいんでしょうか。先生がよく言う倫理的な「筋目」って、どう立てられるんですか。

T：今回話してきたことに補う形で言えば、僕は「三つの対話の困難」をどう改善するかがポイントになると思っている。

B：三つの対話？

T：そう。対話というのはつまり、「民主的合意解決」ということだね。その一つ目は、今の世の全ての人たちとの対話の困難。南北問題をはじめとする様々な利害対立がある。世界の全員、とまではいかなくても大多数の者が、「こんな環境、こんな生活をともにつくろう。そのためにこんな分担にしよう」という合意を形成する必要があるのにね。仮に、全体主義的に一刀両断で決めてしまうとしても、誰がどう決めるかという段階から、すでにもめるだろうし。

B：その通りですね。で、二つ目は？

T：現代世代と未来世代との対話の困難。

B：それって、タイムマシンの開発が間に合わない……とかじゃないですよね。

G：まさか！　ターミネーターじゃあるまいし。先生が言ってるのは、未来世代と対話するような気持ちで、百年先、二百年先の人が納得するような世界に想像力を及ばせるのは難しいってことですよね。

T：そうそう。「未来世代のために」をどこまで考えられるか、考えたとしてもどの程度実行できるか、簡単ではないな。相手が時間を超えて「無責任だ」と訴えてくるわけではないからね。ノルマがはっきりせず罰則もないとなると、手を抜いちゃうかもね。

B：あと、三つ目は？

T：人間と他の諸生物との対話の困難。

B：それも、イルカなんかとのコミュニケーション技術を考案できるかっていう……。

G：ていう話じゃなくて、「自然の権利」を認めて、人間が諸生物を、納得ずくで合意してもらう対等の相手だというくらいにまで、尊重して扱うことができるかってことですよね。

T：まあそうだね。ただ、「自然の権利を認める」というのが必要条件になるわけじゃない。人間以外の生物のいのちをどう扱うか、考える道は一つだけじゃない。「自然の権利」というのも一つの考え方だし、動植物や山河を大事にする考え方はほかにもあると思う。でも、それをどう説得力のあるものにして多くの人の行動原則にしていくか、道はまだ遠く険しいね。

B：で、「三つの対話の困難」っていうのは聞かせてもらったんですが、先生のことだからその困難に対する解答の試案くらいは考えてるんでしょ。教えてくださいよ。

T：うん、糸口くらいはね。それは……おっと、この章はページを食ってしまった。つづきはまた次の章にしよう。

G：先生、ズルいぃ！

第9章　地球環境保護の倫理

1　地球環境破壊と対策の現状

これまで述べてきたように、環境問題は「地域限定汚染」から「地球規模破壊」へと広がりと深まりを増している。公害、廃棄物処理、資源枯渇などが数十年前までは一地域内、一国内だけで問題となっていたのが、今や地球全体の許容力をおびやかしはじめた。人類の産業的営みが、自然の循環過程で処理できない、自然の再生能力が追いつかない負荷を地球に与えているのである。

この章では、前二章をより深めて現代の環境倫理のポイントを整理していくが、その前に実際の地球環境破壊がどうなっているか、それにはどんな対策が取られていて、それはどの程度うまくいっているのか、いくつか確認しておこう。

◆フロン

フロンとは、炭素と塩素とフッ素を化合させた自然界にはない二十世紀の発明品である。無臭・無毒・不燃で化学的に安定した液状物質なので、クーラーや冷蔵庫の冷媒、半導体の洗浄剤、スプレー剤などに重用されてきた。ところが、やがて気化して「フロンガス」として空中を上がっていく。そして成層圏（地表から一万二千〜五万メートル上空）のオゾン層（紫外線をカットしてくれるO_3の層）を破壊することがわかってきた。こうしてオゾン層が薄くなったところを「オゾンホール」と言い、上空にオゾンホールができた地域では太陽から紫外線がたくさん降り注いで、皮膚ガンの発生が増えるなど様々な生命体を危機におとしいれている。まず両極地方、特に南極に近いオーストラリアや南アメリカ上空でオゾンホールが空いてきており、やがて全世界に広がると言われている。

さてその対策だが、現在はかつてのフロン（クロロフルオロカーボン）は新たに製造して使用することは国際的に禁止されており、オゾン層破壊の少ない代替フロン（ハイドロフルオロカーボンとパーフルオロカーボン）に切り替えられているし、近い将来に代替フロンも禁止して全く無害な物質に切り替えようとしている。

しかし、不安は尽きない。すでに廃棄されゆっくり上がりつつあるフロンが成層圏に到達してオゾン層を破壊する分量だけで、地上の生命体には致命的なのだという説がある。代替フロンとて無害ではない。はたして、完全に無害な代替物が間に合うように出てくるだろうか。

少なくとも、古い冷蔵庫などに使われているフロン液はていねいに安全処理していかねばならないし、これからは冷媒なら代替フロン、さらには炭化水素などのノンフロンによるものを積極的に選んでいかねばならないだろう。コスト面の問題はあるが、製造業者と消費者との双方の努力と理解が求められる。

◆酸性雨

工業化とともに工場からの排出ガス、自動車の排気ガスが増え、二酸化炭素のほか窒素酸化物（NO_x、ノックスと呼ぶ）や硫黄酸化物（SO_x、ソックスと呼ぶ）になって大気中の水分に溶け込む。これがやがて酸性雨として、国境を越えて大地に降り注ぐ。ドイツで一九七〇年代から「シュバルツバルト（黒い森）」と呼ばれる自慢の山野が次々に枯れていったように、酸性雨は植物枯死、森林破壊を引き起こす。ここに、光合成で二酸化炭素を吸収してくれる植物が死滅していくからますます二酸化炭素は増大する、という悪循環も始まるわけである。湖沼の酸性度が高まって魚がいなくなるといった被害も報告されている。

その他、粒子状物質も含めて、微粒子や有害ガスが大気汚染被害をもたらすのは明らかだから、先進諸国はそれなりに対策を始めている。工場排出ガスについては、有害物の排出基準を定めて当の企業に処理責任をもたせるようにしている。自動車排気ガスについても、有害物を減らす技術を開発しているし、電気自動車やハイブリッドカーなども出回り始めている(1)。

しかし、「収益」「採算」を度外視はできないのが資本主義経済である。工場ガスは、基準値ギリギリだったり、監視が甘いと基準値を超えたりしがちである。自動車も、台数が増えているからガス量も増えているし、電気自動車は価格が高く充電所も少ないので広まっていない。途上諸国の今後の「発展」を考えれば、世界トータルでは有害物がどんどん増えていくと見られる。

これからは、コストがかかっても汚染物をできるだけ出さないように、先進国の企業と消費者が率先して取り組むべきだろうし、その取り組みを世界に広める必要がある。

◆化石燃料枯渇と森林資源減少

化石燃料の消費スピードは、産業革命以来どんどん上昇している。石炭中心の時代からより燃焼効率のよい石油中心の時代へ、さらには天然ガスの時代へと移行してきたが、次々に大量消費されて枯渇の心配が出てきた。これらは、プランクトンその他の生物が地層に堆積して、数千万年から数億年かけて今日の姿になったものである。それを人類は、わずか三百年足らずで、特にここ数十年で使い尽くそうとしている。あと何年もつか。厳しく見積もる人はあと数十年と言うし、未発見の埋蔵量に期待すれば数百年もつと言う人もいる。皮肉好きな人はこう言う。「化石燃料が枯渇して人類が困る時代は来ない。なぜなら、全ての化石燃料を燃やし尽くすよりも、その燃焼ガスによる地球温暖化が限界を超えて人類が絶滅する方が早いからだ」——笑って済まされない話である。

森林、特に熱帯雨林が、材木需要と農地・工業地・住宅地の開拓のためにどんどん伐採されている。東南アジアでは、森林を焼いてその灰を肥料として農作物を育て二〜三年で肥料分がなくなるとまた隣の森林を焼く、という「焼畑農業」がいまだに行なわれている。森林資源のムダ使いと言えるし、大規模森林火災の原因にもなりやすいが、貧しい農業民にはなかなかやめられない。その他、産業・生活用水の汲み上げによる水不足と、温暖化などの気候変動もあって、大地の緑は減り、「地球砂漠化」が始まっている。

これらに対する対策として、燃料については、代替エネルギーとして原子力発電がすでに行なわれているし、「燃料電池」も開発されつつある。(2) また森林については、経済的需要だけにとらわれた乱伐を抑制し植林も励行して、国際的な支援による森林保護をしていこうという気運はあるし、「森林国」も自覚的に保護しようと考え始めてはいる。

しかし、原子力発電に伴う放射性廃棄物を完全に処理する技術を人類はもっていないし、安全な維持管理のコストも含めると採算面からも疑問が残る。(3) 燃料電池も広い実用化にはまだ遠い。森林保護は、国ごと、地域ごとの経済的事情と「自決権」があるから、外から「保護しましょう」と呼びかけても簡単にはいかない。それにそもそも、例えば日本のように、保護を呼びかける国が最大の木材輸入国だったりするという構造的矛盾もある。

この状況に対しては、世界経済の点からどうするかという展望も大切だが、未来へのあるいは弱い立場にいる人たちへの「マイナスのツケ回し」をやめる、という倫理的原則をはっきり打ち出す必要があるだろう。

◆地球温暖化

化石燃料燃焼や焼畑農業は二酸化炭素発生に加担してしまうが、この二酸化炭素にしてもフロンにしても、あるいはメタンにしても、人間の営みが産み出すガスには「温室効果」をもたらすものが何種類もある。産業活動とともに、地球を包むこれら温室効果ガスの濃度が上がり、地球が温暖化している。全体的な気温上昇、異常気象多発による生態系破壊、海面上昇による沿岸地域水没の可能性が指摘されるし、太平洋の島々には沈み始めているところもある。

各国の科学者でつくる「気候変動に関する政府間パネル」（IPCC、一九八八年設立）が二〇〇一年一月に発表した報告書によると、地球全体の平均気温は一八六〇年から二〇〇〇年までですでに〇・四〜〇・八度上がったが、二一〇〇年までにはさらに一・四〜五・八度上がるという。海面も二一〇〇年までに九〜八八センチメートル上昇すると予測している。

地球の平均気温は摂氏一五度くらいでほぼ安定してきたのだが、その推移を**図1〜4**で確認しておこう。

［**図1**より］　地球の歴史は氷河期と間氷期の繰り返しであるが、最後の氷河期が終わり今の間氷期になって約一万年がたっている。五千年前あたりの温暖期[4]でも前後の時期より約一度高い程度で

図１　１万年前までの平均気温の推移

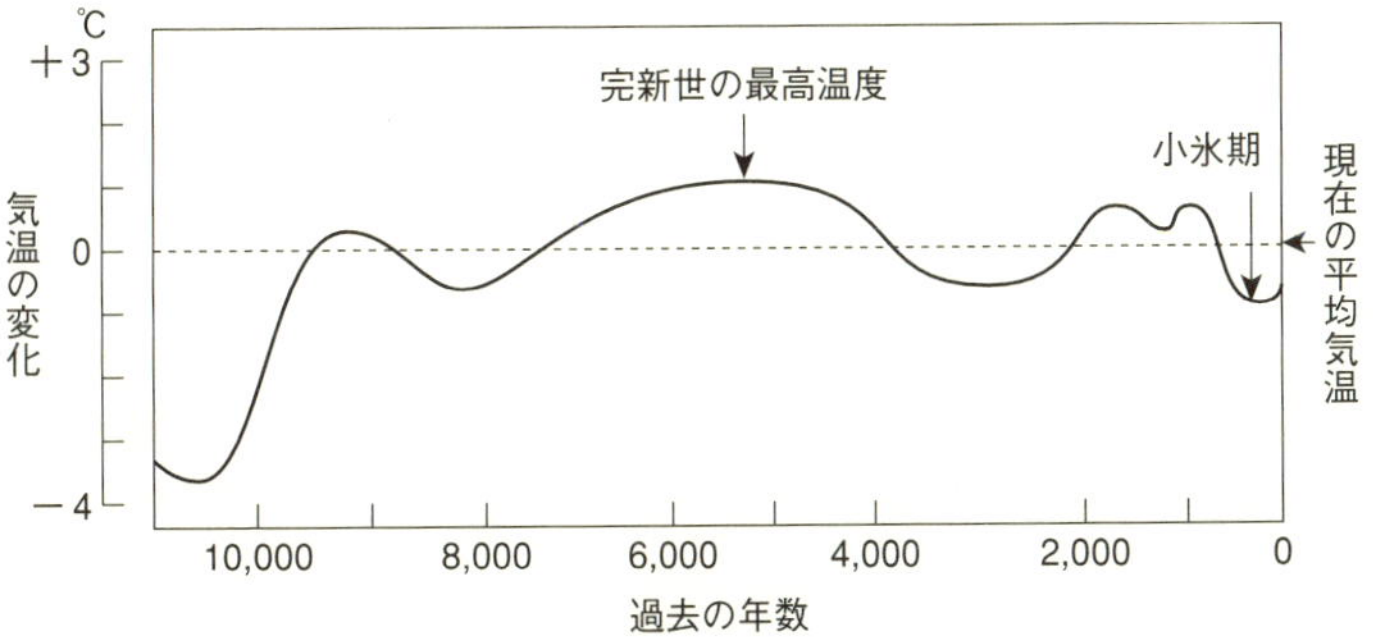

（出所）　宇沢弘文『地球温暖化を考える』（岩波書店、1995年）47頁。

図２　10世紀から最近までの平均気温の推移

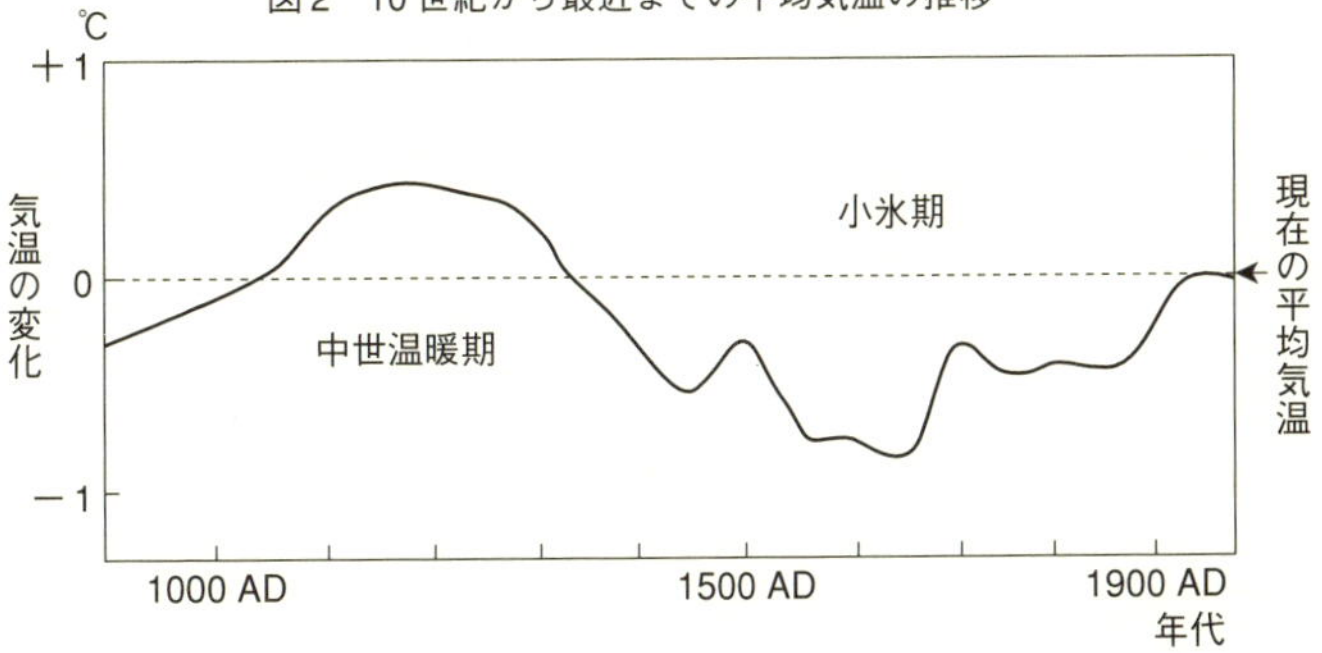

（出所）　宇沢弘文『地球温暖化の経済学』（岩波書店、1995年）49頁（一部修正）。

図3　南極の氷床コアから推計された二酸化炭素濃度

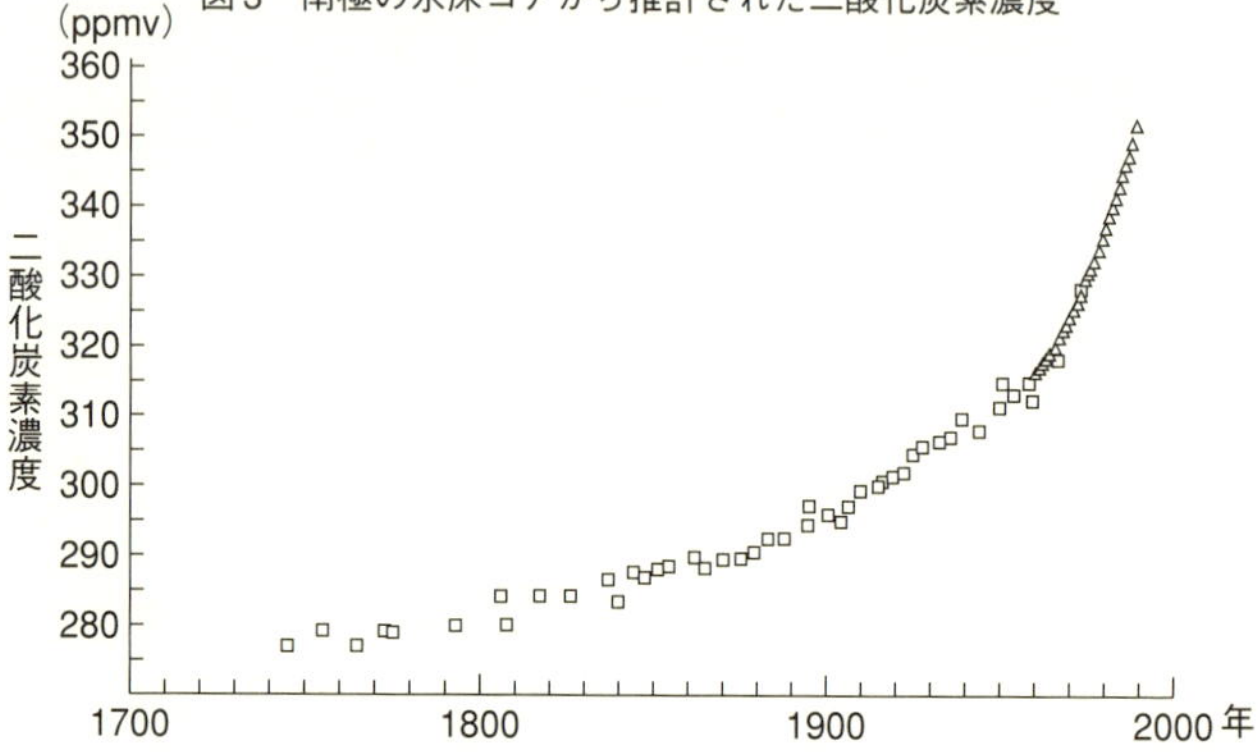

（出所）　同上、33頁。

図4　マウナ・ロア観測所での大気中の二酸化炭素濃度

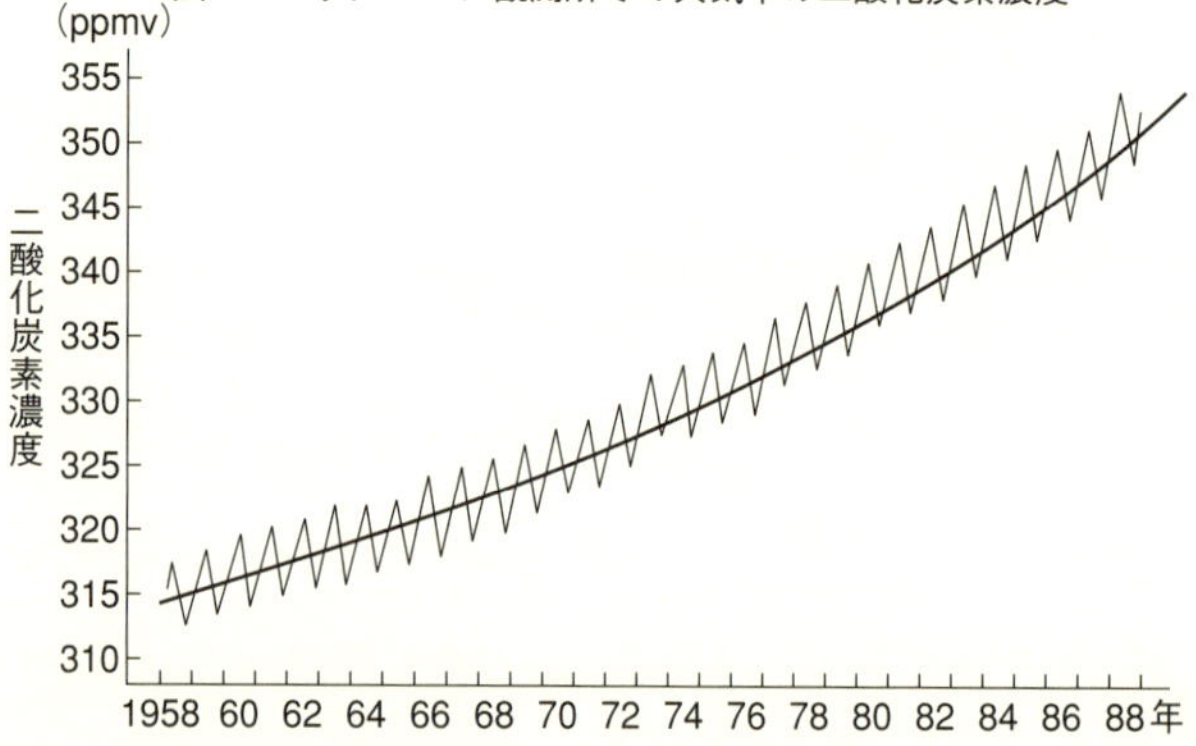

（出所）　同上、31頁。

ある。

［図２より］　ここ千年で見ても、十二、十三世紀ごろに温暖期、十七世紀ごろに小氷期があるが、それでも中央値と比べてプラスマイナス〇・五度ほどの範囲に収まっている。

［図３より］　ここ二、三百年の気温上昇は温室効果ガス、中でも二酸化炭素[5]の放出によると考えられるが、この二酸化炭素濃度上昇曲線を見ると、産業革命以降の工業発達度がそのまま反映していると考えられる。

［図４より］　二酸化炭素濃度を大気中で確実に測定しだしたのは、一九五八年からのハワイのマウナ・ロア観測所である。やはり年々濃度は上昇し、しかも上昇カーブも急になっていることがわかる。なお、グラフが毎年ギザギザになっているのは、春から夏は植物の光合成が盛んで二酸化炭素が吸収されて一時的に減るからである。

以上により、地球の平均気温は一万年近くにわたってほとんど変動がなく、だからこそ熱帯は熱帯なりに、温帯は温帯なりに、気候が安定してそれにふさわしい生態系が育まれてきたことがわかる。ここ百四十年で〇・八度上昇したというＩＰＣＣの報告だけでも驚くべきだが、向こう百年で五・八度上昇するかもしれないという予測は恐ろしい意味をもっていることを、肝に銘じなければならない。

さて、地球温暖化は環境問題の中でも最も総合的で深刻な地球共通問題である。どんな対策が進められつつあり、どんなハードルがあり、どんな倫理的思考で切り込むべきかについては、短くは語れないので次章で改めて詳述することにしよう。

2 「自然の権利」という環境倫理思想

環境倫理の大きな論点の一つになるのが、前章の最後で触れた「人間中心主義か自然中心主義か」という問題である。それは、人間以外の諸生物にも同等の「生をまっとうする権利」を認めるべきではないか、という問いかけをめぐって議論される。ここでは、この「自然の権利」あるいは「自然の生存権」という思想をめぐる論争をもう少し詳しく見て、そこにある問題点を洗い直したうえで、著者なりの「結論」とまではいかないが当面の答えに近いまとめは語ろうと思う。

◆「自然の権利」思想の要点

「自然の権利」という思想は、おおむね次のように語られる。

従来の環境思想は、「人間が世界の主で、他のもの（生物も無生物も）は人間の利用対象として扱ってよい」という考えに立っていた。つまり、「人間中心主義」に立ち、動植物その他の自然物は「道具的価値」をもつものと見なしていた。そして自然環境は、人間が長期的に利用しやすくするための「保全」(6)の対象と見ていた。

このような考え方が、自然への畏敬と尊重の心を失わせ、自然を人間の都合でつくり変えるような所業を生み、結局は自然を守ることから遠ざかるように仕向けた。この誤りを正すには、根本から発想を転換する必要がある。

すなわち、「諸生物も人間と同様に各々生存する権利をもつし、さらには生物でない石や風景でさえもそのまま存在する権利をもつ」という考えに立つべきである。つまり、「自然中心主義」(7)に立ち、諸物は人間の利用対象以外の「内在的価値」(8)をもつものと見なすべきである。そして自然環境は、長期的利用目的の「保全」ではなくて、それ自体として守られるという意味での「保存」の対象と見るべきである。

◆この思想の問題点

自然中心主義、自然の権利という思想に対して、批判的な立場から見れば次のような問題点が挙げられる。第一には、現実的には無理だという指摘、第二には、この思想が構造的に欠点をもっているという指摘、第三には、そもそも成り立たない論だという指摘である。

第一の指摘。「人間中心がいけない。自然の諸物と人間は平等であるべきだ」とこの思想は主張する。しかし人間を窮地に追いやってまで「自然の権利を守れ」とは言えないのではないか。ある村の住民が木を切り魚をとって生活しているところに、「木一本、魚一匹と村人一人とのいのちを平等に考えたうえでどちらを選ぶかを決断しているのか」と詰問しに行くのは奇妙な話で、現実に受け入れられないのではないか。

第二の指摘。第一の点と関連するが、この思想には全人類への説得力がない。特に目の前の自然生物を直接に生活の糧としている者、貧しい立場にいる者の賛同は得られないだろう。だいたい、この「保存」思想自体が豊かで余裕のある人の身勝手なきれいごとなのではないか。動物の肉を食べない菜食主義者でも植物のいのちはもらっているし、農薬で虫を一挙に殺すのを嫌う有機農法支持者でも野菜についた一匹一匹の虫は殺すだろう。環境思想先進国といわれるアメリカの環境保護（保存）運動を見ても、シエラ・クラブなどの運動体メンバーには白人富裕者が多い。そのような「自然愛好家」に限って、人間社会の差別には意外と鈍感なのではないか。彼らはまず、先祖の白人がアメリカに渡ってきた「開拓史」が、この山野に割り込んでネイティブアメリカン（いわゆるアメリカインディアン）の自然な生活を踏みつけにしてきた「侵略史」であることを認識して、反省することから始めるべきではないか。結局、環境に関していきなり「人間の側から自然の側へ転換せよ」と主張することは、環境問題が人間社会の中の格差・差別・収奪を含んでいること（南北問題がその代表例だが）を覆い隠してしまい、人間同士の間でまず解決すべきことから目をそらす効果をもってしまうのではないか。

第三の指摘。そもそも「権利」という思想自体が人間の想像力の産物であり、「自然が権利を抱いていてそれを人間が代弁する」という論理は成り立たないのではないか。人間は人間の言葉で考え、人間世界の論を組み立てる。そこで「獣や草木の気持ちになって考えている」と主張すること自体が人間的営みに過ぎず、「自然の立場に立つ」というのは人間側が押しつけた虚構でしかない。だいたい、「動物に身を置いてみれば自然をバランスよく保護できる」というのがウソの多い物語で、動物はエサなどの条件がよければ急に大量繁殖し、増え過ぎてエサを食い尽くせば一気に共倒れする。「権利を尊重し合ってバランスを考え、個体数などをコントロールしながらつつましく生きる」というのは、人間が描いた都合のいいシナリオなのだろう。結局、「自然中心主義」というのは、「人間の、人間による、人間のための「自然中心主義」という名の人間主義」でしかないのではないか。

◆当面のまとめ

今述べた三点は、中には斜めに構えた意地の悪い指摘もあるが、けっこう痛いところをついている。「自然と人間」「自然の中の人間」というテーマについては第12章で再論するが、とりあえず短くまとめておこう。

第一の指摘を受けて。「いのちの重さは人間一人も牛一頭も草一本も同じ。木を二本切り倒すよりは人間一人を死なせる方が罪が少ない」とは言えない。おそらく「自然の権利」論者もそんなことを言いたいのではない。「のさばりすぎている人間」に突きつけを迫る意味で、「他の生物のいのちに思いをはせ、食物連鎖の延長上で食べたり利用したりすることはあっても、その存在のありがたみを忘れないように」と言っているのであろう。よって少なくとも、動植物を人間の勝手な都合で「種」として絶滅させることは避けるべきだろうし、最も増え過ぎて地上を荒らしている「種」である人間の側が、世界のバランスをとりながら人口抑制に努める必要はあるだろう。

第二の指摘を受けて。この指摘はかなり現状を言い当てている、とは思う。しかし、「保存」論がきれいごとで語られていたり人間社会の構造的矛盾に迫れていない面があるとしても、それはこの論そのものの教訓的意義とは別である。人間社会の問題は、それはそれで解決していけばよいし、きれいごとを語るだけの人には自分の足元を見るように忠告すればよい。それを「保存」論を打ち消す口実にするのでなく、「「保全」ではなし崩しの環境破壊を止められないからいっそ「保存」を」という主張が出てきた経緯は踏まえるべきであろう。例えば日本のあちこちに聖域的な「保存」地区を設けるといったやり方で、自然の意義を文明社会に教訓的に示し続けることには意味があると思うし、「保存」論がその牽引役になれる可能性はあるのではないか。

第三の指摘を受けて。なるほど、「自然の権利」思想は所詮は人間の想像力の産物である。「動植物がそれぞれに権利を主張し合う」というのは「虚構」であろう。それを承知のうえで、あえてその「フィクション」に乗ってみる意義はあるのではないか。最近、「自然の権利」訴訟が話題になることがある。開発によって切り倒されそうな樹木が、絶滅させられそうな鳥や獣が、「私を殺さないで」と裁判に訴えるものである。もちろん人間が訴訟代理人になってのことである。アメリカでは、この種の訴訟で原告側が勝って自然が守られた例がかなりある。日本でも、勝訴判決は出にくいが、裁判所が内容には理解を示すなど自然保護の気運を高めるきっかけにはなっているし、開発業者や行政府もこの訴訟運動を無視できなくなっている。フィクションを手がかりにして実質を獲得する道はありうるのである。

3　「世代間倫理」の思想的意義

環境倫理の次の大きな論点は、やはり前章で触れた「世代間倫理がうまく成り立てばよいが、それは難しいのではないか」という問題である。ここで改めてその「期待」と「関門」を論じ、最終的に世代間倫理は環境問題を解決に向ける力になるかを考えよう。

◆「世代間倫理」思想の要点

世代間倫理を唱える者は、時間・空間を超えた世代どうしの間でも責任の倫理はある、という立場をとる。そして、現代世代が未来世代に対して、責任をもって身を処するべきだと考える。その「未来世代」を、自分の直接の子や孫に限定せず、できるだけ遠くまで広範囲に想定する想像力をもとうとするのである。よって、自分たちが恩恵を受けている自然環境や資源を、そのままとはいかなくても、できる限り同様の恩恵が受けられるように残してやろうと語る。逆に、「マイナスの遺産」となる廃棄物は、「あとは知らない」と放置してツケを回すのでなく自分の目の届くうちに処理して、どうしても処理しきれない廃棄物は安全な管理と処理技術の開発に努めながら「頭を下げて」申し送る、ということになる。

未来世代は、今は無力な赤ん坊以下の存在（存在すらしていないが）であるから、文句をつけてきたり監視の目を光らせることもない。彼らが自分の置かれた状況に気づくころにはこちらが死んでいるから、悪環境になっていても抗議する相手はもういない。このような一方的な関係だからこそ、現代世代全体の「責任倫理」は大きい、と考えるのである。

ドイツの哲学者ハンス・ヨナスは、一九七九年に『責任という原理』を出したが、ここに世代間倫理の発想の原型がちりばめられている。彼はこう語る——未来に対するイメージ（特に害悪がツケ回しされたときのイメージ）を獲得すること、それを身に受ける者の感情を共有することは、私たちの倫理的義務である。未来は不確実だが、取り返しがつかないほどひどい事態が予測されながら無策でいることは許されない。個々の課題が何であれ、未来の人々も責任ある行動をとり続けられるようにしておくのは、私たちの責任である。

◆この思想の問題点

「未来への責任」という発想は、直観的には望ましい倫理だと思える。しかし本気で考えようとすると、「ちょっと待て。そう簡単にはいかない」という声が上がる。その声を三点にまとめよう。

第一点。未来世代の意向もわからないままに、対話も契約も抜きに、全てに責任をもつのは不可能である。例えば電力源なら、石油を残しておいてほしいと言うのか、原子力でいいと言うのか、新しい安全な技術を開発せよと言うのか、わからないではないか。石油を一滴も減らさず、原子力発電の放射性廃棄物も完全に処理し、別の発電技術も用意するなど、無理な話である。対話で互いの意向と力量を確かめ合って、「ここまでならやれる」「それくらいでよしとしよう」という合意契約書があってこそ、努力もできるというものだ。

第二点。互恵性のない相手に対して一方的責務を負うことに、積極的になれる人は少ない。互恵、すなわちお互いのプラスになるというのが、相手のために尽くす重要な動機である。打算的な見返りをいつも期待しているわけではないが、「もちつもたれつ」「情けは人のためならず」と思うからこそ頑張れるのが、人間というものである。私たちが未来世代に責任を感じて何かをやりとげたとしても、彼らが時間をさかのぼって報酬を届けに来てくれはしない。こんな一方的な責務を引き受けようというご立派な人も中にはいるだろうが、皆がそうなれるわけではない。

第三点。近代民主主義思想は、構成員が互いに認め合ったうえで事を進める、という構造になっているのに、それを時間的にも空間的にも超越した思想には、やはり無理がある。例えばホッブズ、ルソーなどの社会契約思想は、構成員がいっせいに権利を譲渡して公権力をつくるというフィクション（虚構）ではあるが、社会構造を説明する便宜としては受け入れられるフィクションであった。功利主義思想も、「最大多数の最大幸福」というスローガンを掲げて構成員全体の利益を考えようとしていた。いずれの思想も、「同時代の、同じ地域空間にいる者」を構成員と考えるのが前提である。この前提をはずした民主主義は想定不可能であり、仮に想定できても実行不可能である。

◆当面のまとめ

第一点への返答。たしかに「考えられる全ての意向に応じる」ということはできない。しかし、「選択の幅」がそこそこ残っているという状況をつないでいく工夫はすべきだろう。ヨナスが「未来の人々も責任ある行動をとり続けられるように」と語ったように、彼らを身動きのとれない状況に追い込むのは避けるべきだ。電力源の例で言えば、「石油はかなり減ったが天然ガスはまだある。放射性廃棄物は確実な処理には至っていないが、少量にとどめてしっかり封じ込めてはいる。新エネルギー技術は半分までは成功している。あとはよろしく」と言えるくらいのところは目ざしたい。そうでないと寝覚めが悪い（もっとも、永眠したら寝覚めることはないが）。

第二点への返答。「互恵性がない」というのは本当だろうか。現代と未来だけを見比べていたらそうなるかもしれない。しかし過去に目を向けてみると、今の豊かさや便利さが過去世代の人々の工夫と努力の賜物であることに気づく。私たち現代世代はその恩恵にあずかっているのに、恩返しすべき人々はもはやこの世にはいない。その恩返しに代わる部分が未来世代への責務として考えられるのではないか。「孝行をしたいときには親は無し」という。親も、子から全部返してもらおうとは思わないものだ。「私に返してくれなくていいから、その分、お前の子どもにしてやってくれ」と言うであろう。先祖から受けた恩恵は子孫への責務として返す、恩恵と責務は世代間で順送りされる、と考えれば、広義の互恵性はあると認めてよいのではないか。

第三点への返答。おそらく、世代間倫理は近代民主主義思想の枠から外れているであろう。時間・

空間を超えた新しい思想である。しかし、「だから不可能」と決めつけるのは早すぎるのではないか。交通手段でも情報網でも、世界は狭く、緊密になった。五十年前なら遠い国で何が起こっているかはわからなかったが、今は地球の裏側で起こっている飢餓に無知でいてはいけない時代である。遠い相手であっても、その状況を知って、やれることはあるだろう。時代が変われば人も変わるが、変わらないものもある。百年後の人々の食生活は今と変わっているかもしれないが、「人工の栄養点滴だけで生きているかも」と空想するよりは「やはりコメも肉も食べるだろう」と想定する方が良識にかなっている。技術の発達したシミュレーションで未来予測もいっそう正確になっている。「予測を超えるかもしれないから予測して備えること自体を放棄する」というのは健全な態度ではない。情報と技術で時間・空間が狭まり、「遠く」が見えやすくなった現代にこそ、時空を超越する思想は可能だし、変化の時代には想像力豊かな予測は必要だと思う。

4　「地球全体主義」の難しさと危うさ

「自然の権利」「世代間倫理」と来て、最後に「地球全体主義」を環境倫理の争点として挙げる。やはり前章で少し見たように、「エコファシズム」になろうとも「地球全体の利益」を絶対に守らなければならないのだろうか。「共有地の悲劇から救命ボートの倫理へ」という「宿命」を避ける道を考えたい。

◆「地球全体主義」思想の要点

地球全体主義は、環境問題という場面では従来の自由主義・個人主義は通用しないと見る。せいぜいの歯止めが「他者危害原則」では、環境破壊はくい止められないと見る。

かつては、工業規模も小さく、資源を好きなだけ取っても廃棄物を勝手に捨てても、その地域には問題だっただろうが、地球全体からすれば「まだまだ大丈夫」であった。しかし今では、工業が発達しすぎて地球環境の有限性が明らかとなり、その余裕もなくなってきた。もはや個人の自由、個別企業の自己利益、各国の自治、とばかりは言っていられなくなった。明らかな「他者危害」がその場になくても、環境破壊はじんわり地球を侵食しているのである。

よって今や、地球というまとまりを優先的に考えるべきである、と地球全体主義は主張する。すなわち、地球全体としての資源消費と汚染物排出の限度を見極めて、どこで何をどれだけ取ってよいか、取ったあとの補塡（例えば木の伐採なら植林）をどうするか、どこに何をどれだけ捨ててよいか、捨てた「迷惑料」（例えば「炭素税」に代表される環境税）をどう徴収するか、等々を「地球共同利益機構」のようなところが決定し実行させる、とするのである。

ただし、「救命ボートの倫理」の話のような、今の特権者だけを生き残らせるのが望ましい、とは言わない。むしろ、あのケースまでいかないように、全体を抑制的にコントロールして地球環境を守ろうとするのである。

◆この思想の問題点

「全体主義」という言葉の響きがすでによくないが、この思想には大きな疑問が投げかけられる。その言い分を、やはり三点で述べよう。

第一に、「自由」否定への反発は当然ある。自由は人類が近代化してきた証しであり、人間共有の基本財産である。そこを抑えにかかっては、「環境破壊」をくい止めようとするあまり「人間破壊」を引き起こすようなものである。特に経済的自由は、自己利益追求という欲望にあまりにうまく適合しているので、統制するのは難しい。この自由があったからこそ、資本主義は社会主義に「勝った」のである。統制経済が失敗することは二十世紀の歴史が証明しているではないか。

第二に、第一の点と表裏一体になるが、全体主義の「抑圧性」への心配がある。「みんなのためだ。これは少しだけで我慢しろ。あれは一切あきらめろ」と言われて、それがいわゆる「ぜいたく品」に関してならまだしも、基本的生活財まで制限され、その果てには内心の自由まで奪われていくとなると、結局は人々の幸福から遠ざかるのではないか。「みんなで仲良く分け合う社会」ではなくて、「みんなが相手の取り分を監視し牽制し合う社会」が、そこには出現するのではないか。

第三に、全体を管理運営する人（機関）と方法に問題が出てくる。世界全体のマネジメントなど誰がどうできるというのか。国際連合という組織がすでにあるが、たいていはいざというときに役立たず、会議の場そのものが紛糾しがちで、実際の地域紛争などを解決できていないではないか。結局はアメリカなど安保常任理事国のパワーバランスに左右されることが多い。そもそも、大きな組織でそれぞれの主張を取り入れようとすれば利害がまとまらず、離脱者続出のバラバラ状態に戻ってしまう。それを避けるには、決定には強い発言力が、執行には大きな強制力が必要となり、特定の強者の独裁になっていくのではないか。

◆当面のまとめ

第一の点に対しては、とりあえず「自由の意味内容を吟味しながら個々のものと全体とのバランスをとる」という答え方になる。民主主義を放棄したくはないし、その必要もない。ただ、環境の有限性をそれぞれが自覚し、野放図な自由とは違った自由への発想転換は必要だろう。「環境問題には他者危害原則では限界がある」という趣旨のことを述べてきたが、実はこの原則そのものに限界があるのではなくて、その中での他者の姿、危害の内容への想像力の足りなさが限界をつくっているのではないか。

第二の点に対しては、「全体を抑制、みんなで我慢」と語るときの「全体」「みんな」という言い方に注意することが大切だと思う。抑圧は均等にかかるものではない。弱者へのしわ寄せから始まることが多い。「みんなで仲良く我慢」といかないのは、その方針が実は弱い立場の者を先に苦しめる不平等なカラクリを隠しているからではないか。最小限の生活保障は世界規模で考えて、そのうえで安定的長期的な「満足」の水準をどこにおくかを、謙虚な議論で模索していく姿勢が重要であろう。そこに「少ないものを牽制し合って奪い合う」構造ではなくて、「必要なものを譲り合って与え合う」

構造を少しずつでも生み出したい。

第三の点に対しては、従来型の世界の「強者」が自分の都合で事を進めないようにしておくべきだ、と答えておこう。地球環境破壊に関しては、「豊かな側」「荒らしてきた側」すなわち先進国が率先して模範を示し、環境保護・環境再生への道を開かなければ、「釣り合い」がとれないし、これから先進国以上に環境悪化に加担してしまうかもしれない発展途上国は「全体での抑制の輪」の中に入ってはきてくれない。世界的には先進国が、一国内では富裕な人々が、襟を正しながら支援にも乗り出すとき、貧富両極から共通の信頼を得られる中立的な「まとめ役」が出現する余地もあるのではないか。そこには威圧的な強制力は必要なくなると期待できる。

〈ダイアローグ9〉

G（女子学生）：先生、この前の続き！

T（教師）：えっと、何だっけ？

B（男子学生）：「三つの対話の困難」ってやつですよ。答えをまだ聞いてませんよ。

T：そうだっけ。でも、この章で予定以上にページ数を割いて、一応の答えは出したことになってるんだけどな。

G：本編は飛ばし読みしてこの〈ダイアローグ〉だけつないで読んでる読者もいるんだから、もう一度さーっとまとめて下さいよ。

T：じゃあやろう。一つ目は、「今の世の全ての人たちとの対話の困難」だったね。本編でたった今述べたように、「豊かな側」が率先して環境保護の模範を示し、そこに「貧しい側」にもできるところから同調してもらうことが、対話すなわち合意形成になっていくんじゃないかな。

B：それって、先進国の環境破壊に対する「罪ほろぼし」なんですか。

T：うーん、そういう面もあるけど、むしろ僕が言いたいのは、先進国には環境対策の技術も資金力もあるんだから、それを出し惜しみするなってことだね。ちゃんとやれば、途上国の中で比較的早く力をつけた国がまねしてくれて、「環境保護の途上国モデル」になってくれるかもしれない。そういった国に「まとめ役」を期待したいね。あと、まとめ役として期待できるのは、環境問題のＮＧＯ（非政府組織）だね。国ごとの利害を離れて、世界の世論をうまくリードしてくれるかもしれない。

B：ある意味、「政府頼み」の時代じゃないってことですね。で、二つ目は？

T：「現代世代と未来世代との対話の困難」だったね。「遠い将来までは想像力が及ばない」とか「どうせ未来のことはわからない」と言われるんだけど、僕には言い訳がましく聞こえるんだ。現在と未来は連続しているわけで、いきなり「二百年後」と考えなくても、「二十年後はこうなっていてほしい、四十年後は……、それがうまくいけば、自分はもう死んでるだろうけど六十年後は……」、そこまでやれば自分の世代の責任はそこそこ果たせたことになるかな」という考え方はできると思う。僕のように哲学史を学んでいると、「時代が変わっても人間の望むことや考えることはあまり変わらない」という印象の方が強いんだ。「僕らが望ましいと思う世界は、未来の人々も望ましいと思う世界である可能性が高い」と想定して、頑張ったらいいんじゃないかな。

B：なるほどね。あと、三つ目は「人間と他の諸生物との対話の困難」でしたね。

T：うん。僕は実は、「自然中心主義者」ではない。でも、人間中心主義で結構、と開き直ってるわけじゃなくて、自然中心主義から学ぶところは多いと思っている。またあとの章で述べるけど、「自然は「保全」すべきものか、それとも「保存」すべきものか」という区別に、僕はあまりこだわっていない。むしろ保全と保存の対立を乗り越える思考が大切だと思ってる。

G：どういうことですか。まだピンとこない。

T：例えば、「里山」ってあるでしょ。田んぼの裏に広がってる雑木林なんかだよね。あれ、「手つかずの原生林」じゃなくて、農家の人たちが何世代にもわたって手を加えてきた、いわば「自然と人間との合作」なんだな。それが僕らくらいの世代にとっては、最も身近な「自然の原風景」なんだ。あれを農業と生かし合う形でどう守っていくか、なくなりかけていたらどう再生するか、なんていう課題は、現代の僕らにとっての格好の宿題だと思うんだ。生まれたまんまの「保存」でもないが何かに利用したいための「保全」とも違う……そんな「自然との対話」を考えてるんだ。

G：わかったようでわかんないけど、まあ、今日はこの辺で勘弁してあげましょう。

T：えっ？　立場が逆転しているような……。

第10章　開発と環境

1　地球温暖化と気候変動枠組み条約

環境破壊が地球規模で語られるようになり、その最大の共通問題が地球温暖化であることは前章の初めの節でも指摘した。地球表面は、最近まで太陽熱の吸収と放出に微妙なバランスが保たれてきたのだが、工業化で二酸化炭素やフロンの排出が増えて大気中濃度が上がると、今まで以上の熱がたまるようになる。高濃度ガスに包まれた地球全体が温室に入れられたような状態にあるとして、この温暖化を「温室効果」と呼び、それをもたらすCO_2などのガスを「温室効果ガス」と呼ぶ。

しかもこの温暖化は、たんに地球全体で均等に気温が上昇するのではない。ある地域では異常高温になるかと思えば別の地域では異常低温になる、またある地域で集中豪雨が起こるかと思えば別の地域では干ばつが起こる、というように多くのひずみを伴いながら、トータルには平均気温が上がっているのである。その意味で包括的には、「地球温暖化問題」というよりは「気候変動問題」と呼ばれる。

二〇〇二年夏にドイツやオーストリアなどで発生した豪雨による河川氾濫は、気候変動による具体的被害として記憶に新しい。アルプス山脈やカナダや南極での氷河・氷床の融解、熱帯・温帯地域での植生の変化（場合によっては緑の大地の砂漠化）は、何年も前から話題になっている。太平洋の島国ツヴァルで水没が始まりニュージーランドへの移住が開始されたというニュース、ロシアや韓国で熱帯特有の病気であるはずのマラリアが広がり始めているという情報も入ってくる。生態系の変化による農漁業や健康への悪影響はすでに出ているし、環境悪化で元の土地に住むことができなくなった「環境難民」まで出現しているのである。

この気候変動を少しでもくい止めようとする世界共同の取り組みが、「気候変動枠組み条約」（俗称「地球温暖化防止条約」）である。一九九七年に京都で開かれた気候変動枠組み条約第三回締約国会議（略称ＣＯＰ３）は、たんに日本で開かれたからというだけでなくそこで採択された議定書（京都議定書と呼ばれる）の歴史的意味の大きさからも、マスコミで話題になった。

この章では、気候変動枠組み条約をめぐる動きを確認したうえで、南北問題をはじめとする関門、環境保護と経済開発の兼ね合いを論じながら、人類共生の世界を倫理面も含めて考えてみよう。

表1は、ここ数年の新聞その他の資料を元に著者がまとめたものである。要点を簡単に述べよう。

①一九七二年のストックホルム会議は、日本から水俣病被害者が参加するなど、地域ごとの公害問題を国際協力で解決することがテーマだったが、一九九二年のリオデジャネイロ会議は、地球温暖化や地球上生物種の多様性喪失がテーマとなった。この変化は、環境問題の地球規模化がこの二十年で進んだことを示している。

②一九九七年の京都議定書では、二〇〇八－二〇一二年までにCO_2など六種類の温室効果ガスを一九九〇年水準より、日本は六%、アメリカは七%、EU（ヨーロッパ連合）は八%削減することになっている[1]。大幅削減に積極的なEUが道徳的に善、消極的な日米が道徳的に悪、とも言えるが、事態はそれほど単純ではない。一九七〇年代の二度の石油危機（オイルショック）を経てすでに省エネルギーをかなり果たしていた日本には、一九九〇年を基準とするとそれから大きく減らすのは難しい、という言い分がある。EU諸国は、国境を接していて相互の環境的影響が切実であることに加えて、イギリスなら石炭からのエネルギー転換でガスを減らしやすいタイミングであるし、ドイツなら東ドイツの吸収合併で国内工業を整理すれば無理なくガスを減らせるといったように、削減に有利な事情がある。またアメリカは、産業界の突き上げで削減には消極的で、二〇〇一年には議定書離脱宣言までしてしまうのだが、自国産業が世界経済を引っ張っているのだからここにブレーキをかけるわけにはいかないという「自負」もある。

③京都議定書の発効には、一六〇締約国のうち五十五カ国以上が、しかも先進三十八カ国のうちCO_2

表1　気候変動など環境に関する条約・会議と関連事項の年表

1972	国連人間環境会議（ストックホルム）開催、人間環境宣言と行動計画を採択
	ローマクラブが『成長の限界』を発表
73	ワシントン条約（絶滅危惧種の国際取引について）採択
	第1次石油危機
74	ローランド（アメリカ）がフロンガスによるオゾン層破壊の説を発表
77	国連砂漠化防止会議（ナイロビ）
79	アメリカのスリーマイル島で原発事故
	第2次石油危機
85	南極上空でオゾンホールが発見される
86	ソ連のチェルノブイリで原発事故
87	モントリオール議定書（オゾン層を破壊するフロンの規制について）採択
88	IPCC（気候変動に関する政府間パネル）設立
89	バーゼル条約（有害廃棄物の越境移動および処分の規制について）採択
92	気候変動枠組み条約採択
	生物多様性条約採択
	国連環境開発会議（俗称「地球サミット」、リオデジャネイロ）開催、「リオ宣言」や「アジェンダ21」を採択
94	砂漠化防止条約採択
95	COP1（気候変動枠組み条約第1回締約国会議、ベルリン）開催、COP3までに国際的数値目標をまとめることを決定
96	COP2（ジュネーブ）開催
97	COP3（京都）開催、京都議定書採択
98	COP4（ブエノスアイレス）開催、議定書運用ルールは詰められず
99	COP5（ボン）開催、「リオから10年」の2002年議定書発効を目ざすことを決定
2000	COP6（ハーグ）開催、ルールを詰め切れず決裂し、翌年の臨時再会合を決定
01	温室効果ガスの最大排出国であるアメリカが議定書離脱を宣言
	COP6の再会合（ボン）でルールを柔軟化してかろうじて合意成立
	COP7（モロッコのマラケシュ）で運用ルール採択、議定書発効へ
02	日本もようやく京都議定書を批准
	持続可能な開発に関する世界首脳会議（俗称「環境開発サミット」、ヨハネスブルク）開催、環境保全と開発の両立を目ざす世界実施文書を採択
	COP8（ニューデリー）開催、途上国の開発優先を認めながら全締約国のガス抑制の必要性も確認するデリー宣言を採択

排出割合の五五％以上を占める国々が、国内批准を果たす必要がある。よって、CO_2排出割合が先進諸国の三五‐四〇％を占めるアメリカと一五‐二〇％を占めるロシアが未批准の現在（二〇〇三年一月の時点）、発効は実現していない。発効するしないを別にしても、「排出大国」がガス削減に本気で取り組まないと、温暖化は止まらない。

④議定書運用ルール合意のために、削減の「抜け穴」とも言える柔軟化措置が大幅に認められてしまった。森林によるCO_2吸収分を削減に算入できる方式(2)や、予定よりガス量がオーバーしたら排出許容枠に余裕のある国からその排出枠をお金で買い取れる「排出量取引」（「排出権取引」ともいう）がその代表例である。その他、先進国が途上国でガス削減対策を行なう「クリーン開発メカニズム」、先進国同士のガス削減事業の「共同実施」も、その削減成果を自国内での削減分に算入できることになっている。「抜け穴だらけで削減の実効性がなくなる」と批判の声が上がるのはもっともだが、ハードルを低くしてでも合意して始めることが最優先であるとも言えよう。

⑤COP3からの懸案である「発展途上国のガス削減への参加」は今のところ見送られたままである。二〇〇二年の環境開発サミットやCOP8は、途上国の開発推進を公認してさえいる。ところがIPCCの二〇〇一年報告書によると、一九九〇年には世界のCO_2排出量のうち途上国の占める割合は二八・四％に過ぎなかった（OECD［経済協力開発機構］加盟の先進二十九カ国が四九・三％、中間的な経済移行国が二二・三％）のに、二〇二〇年には途上国が四九・八％（先進国が三九・八％、経済移行国が一〇・四％）を占めるようになるという。途上国の貧しさからの脱却をどう支援し、

なおかつその爆発的なガス増大をどう抑制するかは、世界ぐるみの課題としてますます深刻である。

2　環境税と国際基金

環境破壊とくに地球温暖化については、先進工業諸国にこれまでの責任があるのは明らかであるから、先進国は温室効果ガスの削減に率先して取り組むべきであろう。しかし、先の京都議定書の削減目標にしても、あくまで目標でしかなく、自由主義経済の下では削減強制はできない。達成できなかった場合の罰則はせいぜい、次の十年にはより厳しい削減目標を課すといったもので、目標の繰り延べに過ぎず実効性がないとも言える。また、途上国でこれからは先進国以上にガス排出が増えると見られる中、その開発と環境をどう両立させるかは、さらに厄介な問題である。

こういった問題に対して、環境税と国際基金の提案がなされている。環境税は、環境保護をたんなる努力目標や紳士協定にとどめるのでなく、環境に負荷をかけたらその分は税金を支払うという形で実施される。経済的合理性の中で環境負荷への抑制効果が期待できるし、徴収された税金を環境対策の財源にできるというメリットもある。国際基金は、環境税をはじめとする収入を国際的な機関に集めて、世界の環境対策に使ったり、途上国の環境と両立する開発を援助するものとして構想されている。

◆炭素税と大気安定化国際基金

ここでは、宇沢弘文の『地球温暖化の経済学』および『地球温暖化を考える』に依拠して、環境税の代表例としての「炭素税」と、国際基金の一例としての「大気安定化国際基金」を概観しておこう。

環境負荷に税金をかけるといっても、何を尺度にするかは難しい。宇沢が（その他多くの経済学者が）提案しているのは、温室効果ガスとくにCO_2の排出量を、そこに含まれる炭素の重量に換算して、一トンあたり何ドルという形で税金を徴収するという「炭素税」である。工場で化石燃料を燃やすなどして行なう生産活動に課税するほか、森林伐採もCO_2吸収を減らしたとして課税対象とし、逆に森林を育てればCO_2を吸収したとして補助金を出す、というところまで考えている。

問題は、生産－消費プロセスに新たな税金がかかることで経済活動の足を引っ張ると考えられることである。生産者である産業界には当然のように反発の声があるし、商品価格に上乗せされるであろうから消費者も負担を覚悟しなければならない。

難しいのは税率の設け方である。世界を循環するCO_2だから世界中同率で、というのは一つの正論だが、各国の経済水準格差を考えれば、同率課税は途上国に不利に働き、その国の産業育成と国民生活に過重な負担となる。そこで宇沢が提案するのは、各国の一人あたりの国民所得に比例させるというものである。この比例的炭素税によって先進国と途上国の不公平は緩和されるとしている(3)。

「南北格差が広がっている現状を見ると、比例的炭素税でもまだ不十分」と宇沢は言う。そして、格差是正のために「大気安定化国際基金」を提唱する。

宇沢の構想はこうである。各国政府は、比例的炭素税の収入から（森林育成への補助金を差し引いたうえで）一定割合を国際基金に拠出する。集まった基金は、一人あたりの国民所得に応じて途上国に配分され、各途上国は配分金を環境を守るために使うことを原則とする。

◆実現への難関

さて、このように提案されている炭素税と大気安定化国際基金だが、特に後者の方は実現には難関がある。ここからは宇沢案に対する著者の私見である。

先に炭素税の方だが、これには基本的に賛同したい。工業国であり森林国でもある日本は、率先して国内で始めるべきだろう。もちろん産業界の抵抗はあるだろう。一国だけで実施すれば国際競争上で不利になるから、第8章で述べた「囚人のジレンマ」状態に陥る。スウェーデンは、環境先進国らしくいち早く国内環境税を始めているが、それでも国際的な「売り」である発電部門には課税していない。日本も、まずは国際市場と関わりの薄い部門から少しずつでも始めて、どんな部門へのどの程度の課税が経済上どれほど負担になるのか、あるいはエコロジー意識の高まりでプラスに持っていける効果はないのか、等を検証しながら前向きに取り組むことが、先進国としての責任だろう。負担を分担することになる消費者の理解・支援も求めたい。

難しいのは、国際基金の方である。第一に、徴収割合と配分割合の決定が簡単ではない。全ての国から一定割合で徴収するのが正しいのか。あるいは税収の多い国ほど高い割合で取る累進課税的な徴収がありうるのか。配分についても、受けられる「途上国」とはどの国なのか。国民所得を唯一の基準として「貧しい国」から順々に配分するべきなのか。具体的環境目的や実状に合わせた「傾斜配分」があってもいいのではないか。

第二に、配分金の使い方の制約の程度が微妙である。宇沢は、「環境を守るために使うのが原則」と言う一方で、「途上国に使い方の制約条件をもうけるべきではない」とも言っている。趣旨はやはり環境保護だろうが、使い方を制約しすぎると「内政干渉」になるという問題がある。宇沢は「環境危機を招いたのは先進国だから、その立場から発言すべきではない」という言い方をしている。しかし、世界共通の環境基金であれば、注文をつける者の立場をどうこう言うのでなく、注文内容の適否そのものを考えればよいのではないか。この基金が環境保護に沿わない事業に使われることには、やはり一定の歯止めをかけるべきではないか。

第三に、今述べた第一、第二の点と合わせて、国際管理・運営の労力と公正中立性をいかに確保するか、これが最大の関門である。第一で述べた割合決定にしても、決定機関の構成メンバーにかかっているように思える。国連安保理事会のように、大国の釣り合いを取ればいいというものではないだろう。第二で述べた使い方にしても、たしかに先進国が先進国の理屈で注文をつけると不適切になりやすい。そこで環境基金にふさわしい公正中立な立場から、基金の使い方に指導・助言・監督を行なうべきだという話になる。さてそうすると、この国際基金センターには、相当の人材と自己チェック機能が必要となる。

◆国際基金と地球全体主義

以上、国際基金に関する第一から第三の困難とくに第三の点は、前章で焦点の一つとした「地球全体主義」の話と重なってくる。世界を統括して運営する全体管理機構を、そううまくこしらえることができるだろうか。そこには特定の国の利害に片寄らない公正中立な判断力と、時には全体のために一部の不満を抑え込む執行力が必要になると思われるが、そんな中央機関を世界各国の信頼を得て樹立するのは、一筋縄では行かないであろう。

著者は、いきなり世界の中央に基金センターをつくることには無理があると見ている。それよりも、国どうしの個別の環境保護を含む援助が、国際ＮＧＯ（非政府組織）などを媒介にして実情をチェックされながら、幾重にも重なり合ってバランスのよいネットワークになっていくことを目ざした方がよいのではないか。いきなり全体管理機構をというよりも、個別具体的なネットワークになるように思う。そのネットワークがないでその総合化に力を注ぐ方が、実効性のある世界環境協力になるように思う。そのネットワークが、やがて共有されて基金センターに発展することを期待した方が、現状を前に進める有効な策なのではないか。

3　開発援助の論理と倫理

地球温暖化をはじめとする環境問題を世界が協力して解決するには、南北問題が大きな障害になっていることを、本書ではくり返し述べてきた。気候変動枠組み条約でも、温室効果ガス抑制を先進国のみの課題とせず途上国にもいつどのような形で参加してもらうかが、懸案になっている。途上国側にすれば、「こちらはまず開発が優先、環境保護に協力させたいなら開発援助をしてもらわなければ」という理屈になる。

◆援助が環境保護の前提？

「環境を言うならまず援助を」という言い分に合わせたわけではないが、豊かな先進国からまだ貧しい途上国への国際援助は、金銭・物資の供与や低金利の借款や技術支援などの形で、かなり前からなされている。ところが、こうした援助が有効に働いていない現実がある。途上国は、いびつな利権構造と不均等な経済成長、そして止まらぬ人口増のために、国内の貧富差が拡大するばかりで全体的な底上げになっていない。中下層の人々の生活向上にはつながっていないのである。援助する先進国からは、援助しても援助しても報われないという「援助疲れ」の不満も聞こえてくるが、そもそも相手の国情に合っていない身勝手な援助だったり、援助する側の国や企業に利得が返ってくる「ブーメラン構造」になっていたりする。この援助のピントはずれ・ゆがみを問い直す必要はあるだろう。

問題は、自由主義経済の名の下で、先進国の営利企業や途上国の支配者層に都合のよい「援助と開発」になっており、途上国内の差別・格差が温存されていることである。現代正義論では「配分的正義」という理念が最近強調されるようになったが、まさに現代は強者が既得権益を保持・拡大する自由ではなく、配分の配慮において弱者救済がなされる平等こそが求められるのではないか。最も貧しい者の人権が守られ、途上国内の格差が是正される方向で、援助と生活建設がなされることが重要であろう。そうでなければ、「生きていくのに精一杯で環境保護まで考える余裕はない」という声に道を譲り続けることになってしまう。

開発援助が環境保護を目標にして実践されているわけではない。実際、先進国側は「環境協力者を求めて」というよりは「市場を求めて」援助を行なってきたし、途上国側も「環境に力を回すために」というよりは「先進国なみに豊かになるために」援助を受け入れてきた。「経済発展」を本音とする取引の名目に「環境」が使われる、という不適切な一面もあるのが現実である。

また、環境保護が最優先課題であると世界で共通に認識されているわけではない。二〇〇二年の「環境開発サミット」の正式名称が「持続可能な開発に関する世界首脳会議」であったように、環境は開発を持続させるための保障材料であるかのような見方が今もある。はたして、持続すべきなのは「開発/発展」なのか。それよりも「環境の持続」こそが「人類の存続」を保障するのではないだろうか。

◆開発援助の再考

冷静に考えてみて、開発援助は再考すべき曲がり角に来ている。従来の途上国援助は、「下方浸透」を当てにしてきた。つまり、援助金を投下すればまず途上国内の富める者から近代化を果たし、やがては貧しい者へも豊かさが浸透する（ちょうど砂山の頂上に水を注げばそのうち裾野にも浸透していくように）、という期待があった。しかし、現在の先進国がそのようにして発展してきた歴史をもつとしても、それをこれからの途上国の発展プロセスに当てはめることはできない。

その第一の理由。現在の先進国が国民全体としての豊かさをある程度獲得しているとしても、その過程には底辺労働者の長年の貧困と労苦があった。それと同じ悲惨さを二十一世紀の世界に再現させてよいとは言えない。第二の理由。人間は悪い意味でも賢くなる。先進国の発展史には労働者の搾取という悲惨な時代があったわけだが、二十一世紀の途上国の支配者層は、より巧妙なずる賢さで搾取を行なうかもしれない。すると、「同じ悲惨さ」どころか「より巧妙に仕組まれた悲惨さ」が出現する危険性がある。第三の、そして最大の理由。かつての先進国発展史は中下層の人々を犠牲にする時代を経てきたが、実はもっと犠牲にしてきたのは、海外の植民地（あるいは植民地に近い貿易相手国）であり、自然環境であった。もはやこれからの世界には、踏みつけにしてよい植民地はないし、資源は取り放題で汚染物は捨て放題の自然環境はない。以上のように、従来型の開発・発展はもうやれないし、やるべきでない。

では、どう考え直すべきか。援助に名を借りた、先進国側（そこの企業側）による支配や収奪にな
ってはいけないし、途上国内の貧富差拡大を招く援助であってはならない。現地の人々が本当に豊か
になっていると実感できる援助方法を考案すべきだろう。

その一つのキーワードになるのが、「中間技術」とか「適地技術」と呼ばれるものである。先進国
からの援助というと、高度資本主義の最先端技術をさっそく持ち込むとか、大規模開発で工場や農場
や養殖場をいきなり建設するといった発想になりがちである。生産力は高まるし経済効率もいいのだ
ろうが、それらを押しつけると、現地住民が営々と築いてきた農漁法や生活文化を破壊して、彼らを
高度技術とお金の奴隷のようにしてしまいがちである。むしろ、地域民の文化と力を生かしながらも
う一段ずつ生活水準を高めていくような、そんな技術および生産様式が大切なのではないか。いきな
り高度なものを振り回さない「中間技術」、その土地の風土に合った「適地技術」が、そこに構想さ
れる。山あいの農地には、大型トラクターよりも肩にかつげる農機具や牛車の方が使い勝手がよいか
もしれない。手漕ぎボートで魚を獲ってきた漁民は、大型引き網漁船をもらっても持て余し、無理に
使うとかえって海洋資源としての魚の数量バランスを崩すかもしれず、適度な大きさと性能の漁船を
使った方が長い目で見れば得策かもしれない。環境との共生という意味も込めて、「身の丈に合った」
技術で「地に足のついた」発展をしていくことが、真の人権救済にもつながるのではないか。

◆開発・環境・豊かさの質

この章のまとめとして、開発と環境のあり方を次のように考えておこう。

①南北問題解決のためには途上国の先進国なみの開発を、という声が上がる。しかし、「先進国追随型」の開発は国民の底辺からの救済につながらず、国内的な、また国際的な格差を助長し、固定するだけではないか。そして、先進国同様の環境破壊を引き起こすだけではないか。それは、地球環境の限度を超える資源枯渇と汚染蔓延の危機を招き、「後発」である途上国を、経済的にも環境的にも安定しない不利な立場に追い詰める危険性がある。

②途上国には、「近代先進国モデル」とは違った新しい「国民の豊かさ」を構想し、実践してもらいたい。途上国特有問題と言える人口増加には、教育面の工夫も伴わせて有効な対策を取るべきだろうし、世界共通問題と言える環境危機には、もちろん先進国が主たる責任を負うべきであるが、途上国もそれぞれの特性を生かした責任分担を考慮してよいのではないか。例えば熱帯雨林地域であれば、「地球の肺臓部分」であることを自覚して、保護育成を心がけてもらいたい。

③②の目的のためには、先進国側はどんな援助こそをすべきか、途上国側はどんな援助なら受け入れるべきか、考え直すべき時期にきている。先進国は、環境と両立しうる開発の方向性や具体的技術を少しは見いだしつつあるのだから、そこについては惜しまず途上国との共有財産としてほしい。途上国も、自分たちが持っている自然や有形無形の資源が、実は二十一世紀世界には最も価値ある「強み」や「財産」になりうることを見抜いて、それを自国民の豊かな生活に活用する知恵を磨い

てほしいし、先進国からの援助はそこを発展させるためにこそ引き寄せてほしい。

④以上、①–③のことを再考することは、先進国が自らの「豊かさ」の質を問い直すことにもなる。二十世紀は東西対立を経て資本主義が社会主義に勝利し「歴史の終わり」にたどり着いた時代だった、とも言われるが[4]、その資本主義の「勝利」さえ実はいびつな幻影であって、自分たちの生きる糧を加工しつくして食いつぶす「人類史の行き詰まり」でしかなかったのではないか。二十一世紀世界の立て直しは、先進資本主義国の開発至上主義に対する、特に環境面における反省があってこそ、ようやく着手できるのだと考える。

〈ダイアローグ10〉

A（社会人聴講生）：世界の中の経済格差って、大きいものなんですか。

T（教師）：大きいですね。世界の最富裕層二〇％の人々が世界の総所得の八〇％以上を独占していて、世界の最貧困層二〇％の人々が世界の総所得の一・四％しか得ていない、と言われています。

A：そんなに片寄ってるんですか。その差は縮まっていないんですか。

T：縮まっていないですね。むしろ深刻な形で拡大・固定化されていると言ってよいでしょう。経済成長の時代には、「富者も貧者も少しずつ豊かになれる」という希望があったから、格差があっても問題は目立たなかったんですが、経済が停滞し地球環境の有限性が認識されると、利害対立は鮮明になりますね。

A：難しい時代なんですね。ところで、「みんなが中流」と言われた日本でも貧富差が広がってきたという話ですが、それでも日本国民は最富裕層二〇％に入っているわけですね。

T：そうですね。不景気だといっても、やはり日本は世界水準から見れば圧倒的に豊かな国です。財政悪化で国債などの国民の借金が七〇〇兆円にも膨らんでいるから大変な面はあるんですが、他方で国民全体の預貯金など金融資産は一四〇〇兆円あります。通貨単位切り替えか何かのどさくさまぎれに国民資産を目減りさせて借金を返済しよう、などと財務省は考えているんじゃないかと僕は疑ってるんですが、そんなことが実行できるかはともかく、考案できる程度の「余裕」は日本にはまだあるということです。

A：それで、その豊かな日本ならではの国際貢献は、どんなものになるんでしょうか。

T：相手国や国際機関にお金そのものを出す手もあるけれど、それより技術協力や技術者派遣で大いに貢献できると思いますよ。日本の省エネ技術は一級品だし、有害物を除去する装置もいろいろできていますから、環境問題には特に無償協力するくらいの覚悟を世界に発信してほしいな、と思います。

A：お金だけ出すんじゃなくて、知恵も出し、汗もかく、ということですね。

T：まあ、そうですね。

A：でも、「お金だけじゃなく汗もかくべきだ」と言うと、国際紛争のときに自衛隊を海外派兵したい人が語るセリフに似てきちゃいませんか。

T：戦争は最悪の環境破壊ですから、それに対してやるべき国際貢献はあります。ただし、「汗をかく」といっても軍事行動に参加するのが貢献の仕方だとは思っていません。例えば戦争後の荒廃した大地に地雷が埋め尽くされているとしたら、日本の技術力の粋を集めて高性能の安全な地雷除去装置をつくり、それを持って除去に乗り出す、なんていうのは体を張った立派な汗のかきかたじゃないでしょうかね。

第11章　経済生活と環境

1　消費生活と廃棄物

現代日本の物質的な豊かさの恩恵を受けている私たちは、一方で環境破壊などのマイナス面にも気づき、日々のゴミにも気を遣いはじめている。インスタントラーメンにカップ麺が登場して、今やスーパーでは袋入り麺よりも売り場面積を広く占めているし、コンビニに至ってはカップ麺の方しか置いていない。調理のできない外で食べる場合以外なら袋麺をじっくりナベで煮込んだ方がおいしく作れるだろうし、「なま麺タイプ」と称して「お湯を一度捨ててスープをかきまぜて……」などと書いてあるとそれこそカップ麺である必然性はないと思うのだが、市場はそれなりに正直だから、やはりみんながこちらを買いたがるということらしい。こうした容器、肉や魚のトレー、ペットボトル……この便利さと引き換えにふりかかるゴミの山は、はたして消費者のニーズとして仕方ないものなのだろうか。

◆産業廃棄物と一般廃棄物

一九七〇年の「廃棄物の処理及び清掃に関する法律（廃掃法）」以来、企業活動に伴って出される「産業廃棄物」と家庭ゴミなどの「一般廃棄物」の区別がなされ、前者は事業者に処理責任が、後者は市町村に処理責任がもたされることになった。

しかし、産業廃棄物については、事業者自身が処理するといっても結局は産廃処理業者に代金と引き換えに渡され、その先では不法投棄が横行するという事態が生じている。行政は、この不法投棄を阻止して高温焼却などのできる限り適切な処理を図らなければならない。それでも最終的な廃棄物の置き場は必要になるし、最後まで有害物が残るならその管理も問題になる。

一般廃棄物についても、市町村が処理するといっても要するに税金が投入されるわけである。最近は財源確保、受益者負担意識の向上、ゴミ量そのものの抑制効果を狙って、有料化（指定ゴミ袋一枚ごとにお金を取るなど）が各地で始まっている。不燃ゴミなどの分別も年々細かくなってきた。しかし、ゴミはやはりじわじわ増えているし、処理経費もかさむ。分別やリサイクルにしても、集めた新聞紙やペットボトルがだぶついて結局は焼却されるなど、うまくいっていないところが多い。焼却処分場や最終的な捨て場所を確保するにも四苦八苦している状態である。

◆ゴミ有料化、リサイクル、NIMBY

ここではまず、私たちが身近に考えるべきこととして、この一般廃棄物の問題を論じておこう。

第一に、ゴミ出しの有料化であるが、基本的には、自分が環境負荷をかけていることを自覚する意味でも、積極的に受け入れていくべきだろう。ゴミ処理費用を均等に税金でまかなうよりは、多くゴミを出した者が多く支払うということでかえって平等になるかもしれない。ただし、これが日常生活のゴミを減らす工夫につながればいいのだが、個人レベルの不法投棄になるとすればそれはさすがにモラルに反するということになる。また、料金がらみのより細かな策としては、デポジット制を広く受け入れていくことが考えられる。デポジットとは「預かり金」のことで、例えば瓶入り飲料を買うとき瓶代十円を上乗せして支払い、空き瓶を返せば十円が戻ってくるというやり方がデポジット制である。このデポジット制を缶やペットボトルその他の容器にも広く適用し、ポイ捨てを減らす努力を企業と消費者が協力して行なうべきではないか。

第二に、リサイクルの問題点にも触れておく。一九九一年の「リサイクル法」、九五年の「包装容器リサイクル法」、九八年の「家電リサイクル法」と、時代はゴミになるものを極力減らして再資源化・再製品化する方向に向かっている。企業には回収したものを再び使う責任が、市町村には分別して収集する責任が、消費者には分別して出す責任が課されているのである。リサイクルばやりの世の中ではあるが、リサイクルに協力していることを免罪符にして大量消費・大量廃棄を見直さないとすれば、それは問題である。そこでしばしば、3Rあるいは4Rということが言われる。リサイクル（再生利用）は回収したものをつぶして作り直すわけだから、エネルギー消費を伴ってしまう。それよりはリユース（再利用）の方がそのまま使い直すだけだから環境負荷は少なく、飲料ならアルミ缶よりも洗って使える瓶の方が望ましい。さらにはそうしたいつかはゴミになるものをリデュース（減量）しておくのがもっと望ましい。この「リサイクルよりもリユースを、さらにはリデュースを」という方針を語る言葉がそれぞれの頭文字をとった3Rで、さらにリフューズ（ゴミになるものは最初から受け取らないこと）を究極目標として付け加えたのが4R(1)である。日常生活でどの程度「より高度なR」を実行できるか、考えていく必要はあるだろう。

第三に、処分場などの立地について。いくらリサイクルやリユースを行ない、ゴミを減らしたとしても、最後には使えなくなったものがいくらかは残る。焼却処分場は必要だし、焼却した後の灰やそもそも焼却できないものを捨てる場所は必要になってくる。原子力発電所の放射性廃棄物は危険でとても人の住む近くには置けないが、私たちの日常生活から直接発生するゴミは、ある程度身近で処分し、身近で抱え込む覚悟をもたねばならないだろう。産廃処分場も含めて、こうした処理施設をどこに置くかは深刻な問題となる。これをNIMBY（ニンビー）問題という。**not in my backyard**（ウチの裏庭にはごめんだ）という文言からとったもので、いざ処分場を作ろうとすると誰もが「私の近所には作ってくれるな」と主張するという、ある種の「地域エゴ」を含む問題である。「地域エゴ」

といっても、現実には都会が大量のゴミを地方に押しつけていることが多いから、反対する地方がというより押しつけて痛みを感じていない都会の方がエゴイスティックであるともいえる。実際には、人口密集地のスペースのなさを考えると、日本中すべての市町村が人口比に応じて均等に処分場を受け持つ、というわけにはいかないだろう。しかし少なくとも、どんな分担がありうるのかを都道府県や隣接県グループの単位でしっかり話し合い、市民レベルで意識を共有したうえで、負担と見返りの配分を公明正大に決めていくことが大切だろう。

◆廃棄物問題と世代間倫理

ここで論じてきた問題は、狭い地域だけの、目先の数年だけの利害で考えるのでなく、広範囲を見渡す長期的な思考力に支えられないと解決できない。「地域エゴ」や「短期的利害感情」の対局に立つ考え方が「世代間倫理」であるが、それが重要であると同時に難しいものであることは第9章で述べた。この節の文脈で改めて「世代を超える倫理的思考」を論じるなら、こういうことになる。

ゴミ有料化にせよ、リサイクル・リユースにせよ、ＮＩＭＢＹにせよ、今ひねりだす知恵と実践を次の世代は引き継ぐ。そして何よりも、廃棄物そのもの、処分場そのものを次の世代は受け取ることを強いられる。子や孫のためにもこの地に処分場は受け入れられないというのも一つの配慮だが、五十年後にどこに住んでいるかはわからない子や孫にはどの地でも不公平なく安心して暮らしてほしいというのもより深い配慮であろう。今すべてに万全の策はとれなくても、精一杯の広さと遠さを感じられる知恵を紡ぐ努力をしておけば、次の世代はその営みへの敬意をもって、よりいっそうの深慮と挑戦に進んでくれるのではないか。そんな信頼のバトンタッチを、世代間倫理の可能性として提言したい。

2　企業活動と環境の倫理

産業廃棄物の処理責任を企業に持たせるのが今の時代の趨勢である。それ以外にも、企業の社会的責任は、環境への影響をはじめとして問われることが多くなった。いわば、企業倫理が環境倫理というクサビを打ち込まれる形で問題にされやすくなったのが現代である。そこで、環境倫理であると同時に企業倫理でもある局面を、ここでは論じておこう。

◆PPP、外部不経済の内部化

環境重視の時代になって、環境への社会的関心が高まるとともに企業活動を取り巻く目も厳しくなっている。「環境経済学」や「環境社会学」といった学問分野も成立している。

企業（および経済活動などで環境にも影響を与える者）に環境責任をもたせる規範として、PPP（polluter pays principle、汚染者負担原則）が主張されている。文字通り、汚染物を出した者がその除去費用を負担することを原則としようということで、一九七二年にOECD加盟諸国でこれを世界の環境原則とする方針が合意された。その背景には国際的な企業間競争があり、公害予防費用を企業が負担せずその分だけ生産コストを抑えて価格競争力を保つというやり方は認めない、という意見が多数を占めたのである（予防費用を負担していない、という強い批判を浴びたのは、日本企業であった）。

ＰＰＰが打ち出されるようになって、環境を受容可能な状態に保つための汚染物防除費用は汚染物排出者の責任である、という一つの正論が確立されたわけである。企業に廃棄物処理を極力義務づけ、汚染物を排出した場合は課徴金をかけるなどの政策もとれるようになったのだが、問題が二点残っている。第一に、「環境の受容可能な状態」をどの程度と見るかである。NO_xやSO_xの排出基準は厳しいほどよいと考えられるが、産業界の圧力でゆるめられてしまうことがあるし、企業の「生き残り」とのバランスを考えざるをえない面は出てくるかもしれない。第二に、「責任」をどこまで負わせるかである。汚染物排出の予防、排出した場合の除去、被害者が出た場合の補償と、全てに最大限の責任を負うべきだというのが筋ではある。しかし過去の公害裁判や廃棄物不法投棄の事後処理を見ても、補償が不十分だったり当の企業がすでに負担能力を欠いていたり（時にはすでに倒産していたり）といった具合に、結局は被害者が我慢を強いられたり国民の税金でまかなわれる場合が少なくない。被害や費用負担に取り返しがつかなくなる前の「予防」に、強い倫理意識（コスト意識も！）で臨むことが求められる。

ＰＰＰと、結論としては同様の責任を求めることになるのだが、環境経済学ではこれからの企業方針として、「外部不経済を内部化すべきだ」と言われている。「内部/外部」とは企業などの経済活動体にとっての「組織内」と「外の社会」を指し、「経済/不経済」とは経済活動による「利得」と「負担（マイナス部分）」を指す。そこで、次のような四つの概念がつくられる。

外部不経済……企業が外の社会にかける負担（産業活動による汚染物の排出など）
外部経済……企業の活動によって地域社会にもたらされる開発効果（地域活性化など）
内部不経済……産業活動に伴うコストとして企業が抱え込む負の価値
内部経済……企業が得る営業収入などの利益

つまり「外部不経済の内部化」とは、環境汚染を社会的費用として外の社会に押しつけるのでなく企業自身が内部に抱え込んで処理することで、これを今後の環境優先社会の方針にしようというのである。

◆「内部/外部」論と環境倫理

エコロジストからすれば、「外部」を設定したあとで「内部化」を考えることがすでに後手を踏んだ対症療法にとどまっているように見える。ただ、市場経済にとっては、市場評価できないものは一旦「外部」に出てしまう。企業体が利得と負担を別々に扱うそのあり方を、あるいは市場メカニズムが環境負荷を計算外とする物差しそのものを、考え直す思考が必要な時代なのかもしれない。

従来の市場経済が、環境を「外部」としたことには、大気や水を「在庫」として私有化できないという意味ではある種の必然性がある（第8章の「共有地の悲劇」の話を想起しよう）。そして経済行為者が自らの閉じた系としての収支を「合理的」に見るとき、「内部」の理屈が先に立つのもわからなくはない。しかしこれからの問題は、もはや無尽蔵ではない地球環境倉庫の中での財の消費と汚染をどう計算に入れて経済を成り立たせていけるか、ということである。

例えば、ジョン・ロック(2)はこう語る――自然状態においては大地は共有だが自己が所有する身体での労働によって耕作地を私有とすることは認められる、ただし「他の者にも十分な量と同質のものが残されている範囲内で」――。私たちは今まさにこの「ただし書き」に抵触する環境下にいるのであり、経済行為者もそのことを後回しにはできない、というのが環境倫理の要請なのである。ここに至ってなお「外部性」を二次的な課題としてしか設定できないのが経済学なのだとしたら、その経済学の枠組み自体が変更を迫られるべきではないか。

「共有地の悲劇」の文脈で述べたが、環境は徹底的に細分化してことごとく私有権を設定するわけにはいかないという意味で「共同性」「非排除性」をもっている。この「公共財」を管理する権限者を置くのが難しいことは、「地球全体主義の困難」という言い方で指摘してきた。私たちは、地球環境という「入会地」で、そこへの参入者どうしとして相互の収得物と廃棄物を確認しながら、希少在庫の配分ルールをつくっていく必要がある。

3　環境問題と企業倫理、職業倫理

公害問題などを経て、企業は社会的責任を問われる存在となった。かつての「経営者の哲学」とは違った意味で「ビジネスの倫理」が論じられ、「応用倫理学」はまた新しい分野を開拓しつつあるようにも見える。

◆ビジネスと倫理

「ビジネスにも倫理は伴うべきだ」「いや、ビジネスの仕事はまさにビジネスであって、道徳的善行を求められるものではない」——こんな議論が交わされる。たしかに企業というものは営利追求のシステムであるから、道徳的人格になることを求めるのは無理がある。経済的合理性が企業の行動基準であって、倫理的にすぐれているかどうかは二の次、三の次だということになる。

とはいえ、「自己利益が全て、他者への配慮など一切いらない」という態度では、周りから見放されて自己利益すら得つづけることはできなくなる。このことは、かのアダム・スミスも認めている(3)。そもそも経済的合理性だけで動くのは、合理的なようで実は周りの支援を失い我が身を滅ぼす行為であって、賢明とは言えない(4)。特に、企業活動が環境という公共財にいくらかは依存していることを考えれば、外の社会との関わりを無視しては営めないはずである。こうして、ビジネスという名の企業活動には、イメージアップのためのメセナ（文化後援事業）やフィランソロピー（慈善的社会還元活動）より前に、そもそも社会に是認される存在となることが、最低限の倫理として求められる。環境汚染防止や人々の安全・安心への配慮という面では特に、社会的責任が問われるのである。

このようにビジネスの倫理は、営利活動が継続的に是認されるだけの「正義」を、環境への配慮をはじめとして最小限は果たさねばならない、というあたりから始まる。しかし企業は、元々が営利追求のシステムであるから、内発的な「良心」をそこに期待することは難しい。そこで、周りからある種の「倫理的圧力」とでもいうようなものをかけ続けることが現実的な策と考えられる。悪くすると根拠のない「風評被害」であることになり、世論の動向は企業も気にする時代になっている。情報が豊かになり、業者が苦しめられるというマイナス面が出ることもあるので、情報発信者には慎重さが求められるが、多くの場合、外からの長期的で多角的な評価は、経済や政治にプラスの軌道修正を与える。そう信用してよい程度には、今の日本社会は成熟していると思う。企業が経済的損失をしてまで倫理的配慮を優先させるとは期待しにくいが、要は、「反倫理的行為は結局は割に合わない」と企業が「覚悟」せざるをえないような社会を構築していくことが、もっとも実効性があるのではないか。

そうした「企業倫理が要請される社会」は、不十分ながらも始まっていると考えてよい。水俣病のような公害訴訟、血液製剤エイズ感染のような薬害訴訟では、企業や行政の責任が追及され高額の賠償金支払いが命じられる（といっても被害者から見ればまだ不十分だが）例が増えてきた。第9章で少し触れた「自然の権利」訴訟（第12章で再論する）は、すぐに原告勝訴とはいかなくても開発業者に乱開発をさせないための牽制にはなっている。少額の株主でも持ち株会社を訴えられるようになった株主代表訴訟制度の改正や、購入者が製品の欠陥を立証できなくても製造業者の責任を問えるようになったＰＬ法（製造物責任法）の制定は、「外の目」を企業が厳しく受け止めなければならなくなった時代を物語っている。

このように、倫理に反することが損をするシステム、そして逆に、倫理を尊重することが「売り」になるシステムを社会がつくっていくことが、企業倫理とくに企業の環境倫理を育てることにつながる。「環境倫理の尊重を売り物にする」という商売は、いわゆるエコ・ビジネスや「環境にやさしい商品」としてすでに見られるが、例えば「再生紙」と謳いながらバージンパルプの含有率が圧倒的に高いなど、まやかしのものも多い。「地球にやさしい」というキャッチフレーズだけに惑わされず、本物の「環境的責任を果たす企業」こそを成長させる市民・消費者の目も大切である。

◆個人の職業倫理と環境意識

企業といってもその中にいるのは人間であり、システム体として意思決定しているといっても要は経営中枢にいる人間たちが選択し決定しているのである。よって、企業倫理が問われるという場合、それはそこにいる人間たちの倫理が問われるということと、全く同じとまでは言えないが全然無関係とも言えない。

取締役などの経営陣なら、企業利益と社会的責任を総合的に判断し、経済的にも倫理的にも「正義」にかなった行動をとるべきであろう。実際には、長年の慣行や他の組織との兼ね合いからうまくやれないことも多いが、特に環境問題がからむ場面では、新しい時代の新しい現実に、しがらみを乗り越えて適切に対処する品位が求められる。それが現代の経営者としての職業倫理であろう。

他方、多くの者は末端の一社員であったり、事業主ではあっても取引相手に左右される小さな店主にすぎなかったりする。そこには多くの場合、「組織の論理」と「個人の倫理」との対立がある。「企業の営利」と「自己の良心」は対立しやすいし、「組織の一員の立場」と「一市民や一地域住民の立場」は対立しやすい。そこでは、股裂き状態、板挟み状態にさいなまれることがある。企業人・職業人となったとき、その職業倫理は倫理としていかに生かされるのだろうか。それとも、企業人になることは「倫理的沈黙」「倫理的思考停止」を迫られるのだろうか。

小さな利益のかすめ取りくらいならともかく、環境全体や消費者・利用者に多大な被害を与えかねない場面では、できれば企業組織の「理屈」を乗り越える力量と工夫を望みたい。そこで企業の姿勢を正すのに貢献することは、長い目で見れば企業利益にもかなうはずである。簡単なことではないが、今の時代、環境意識には特に敏感でありたいし、その敏感さと倫理性は、社会的には高く評価されるものであろう。

近年の原子力発電所のトラブル隠しや食肉業者の偽装工作が明るみに出たのは、内部告発がきっかけだった。環境問題や人々の健康・安全に関わる場面では、こうしたことは貴重であろう。内向きの論理が横行しがちな日本社会では、「内部告発」は裏切り者扱いされやすいが、英語ではこれを「ホイッスル・ブローイング」という。「警笛を鳴らす」ということである。内部告発は、内部を裏切って外部に恥をさらすということではない。自分たちの身を正すための警笛なのだと考えたい。最近になって、内部告発者が裏切り者として不利益を被らないように保護する制度が模索されはじめたが、倫理的に正しい行為は正しく報われるような公明正大な制度ができることを願いたい。

これからは、環境問題を筆頭に、職業人としての倫理と責任が問われる時代である。個人個人が「倫理的力量」を身につける必要があるが、同時に社会全体がそんな個人を支援する空気とシステムをもつことも求められよう。一人一人が「会社の人質」にならずにすむように、そしてまた、マックス・ウェーバーが指摘する「精神なき専門人」や「心情なき享楽人」(5)に陥らないように――そんな社会であり、個人でありたい。仕事には誇りをもちながら研鑽を重ね、同時に地域社会や家庭の一員でもあることを常に自覚して生きていけるようにしたいものである。

〈ダイアローグ11〉

P（大学院生）：企業全体に倫理を求めるという話は共感できるんですが、個人レベルでの職業倫理となると、わかるけど実際には難しいなっていう気がします。

U（学部学生）：私も同感です。卒業したらすぐ会社勤めするつもりですけど、例えば社内でセクハラを受けたとしても、相手が直属の上司ならどこに訴えて出たらいいか迷うと思います。結局泣き寝入りしちゃうかも。会社が公害の発生源になっているっていう話ならまだどこかに告発文書でも送ろうかっていう気になるかもしれないけど、それでも再就職先を見つけてからとか、クビになる覚悟を固めてからでないとできないように思います。

T（教師）：その気持ち、よくわかるな。僕が職業倫理と言うとき、何も内部告発をどんどんやれと主張しているわけではない。無防備ではやれないだろうし、社内的にも世間的にも、正しい告発なら身分が保障される支援体制が必要だと思う。ただ、すぐ何かをできるのではなくても、「少しずつ自分の近辺からでもきれいにしていこう。その魂だけは決して売り渡さないぞ」という気概はもち続けてほしいな。

P：私は、就職して組織の論理にからめとられるのが嫌だから大学院に進んだようなものなんです。先生の研究室、自由な雰囲気でしたから。でも、いつかは企業組織に入らなくちゃいけないのかな。例えばこのまま大学という世界にとどまれたら、自分の倫理と決断だけに正直でいられるんでしょうか。

T：それはどうかな。大学で助手、非常勤講師、専任講師、助教授と順々に勤め上げていくのも、けっこう気も遣うし努力もいるし、大変だよ。上に行くほど狭き門だしね。

U：でも、先生を見てると、わりと自由に好き勝手言ってるように見えますよ。それでいて、職業倫理なり人生哲学にはそこそこ筋が通ってるみたいですし。自立した職業人の魅力、あると思いますよ。男としてはタイプじゃないけど。

T：最後の一言だけ余計。まあ、手に入れたものもあるけど犠牲にしたものもある。ただ、何かを発信しやすい立場にあるとは思うので、倫理問題や環境問題、医療問題なんかには積極的に発言していきたいと思っている。自分なりの社会貢献のつもりでもあるし。

P：先生は私にとってある種の将来像でもあるので、失礼を承知であえてお尋ねします。生命倫理だったらお医者さんだとか、環境倫理だったら産業界の人に、先生は原理原則論から批判を投げかけたりしますよね。それに対して、自分では手を汚さないところにいて正論ぶったことを言っているだけだ、なんていう悪口を言われませんか。

T：痛いところを突くね。それは悪口というよりも、そこそこ理由のある指摘だと思う。そういう声は実際にあるしね。僕の当面の答えはこうだ。「医者の現実を体験していないから空理空論が言えるんだ」とか「経済界をリードしていくにはきれいごとは言っていられない」という意見は出てくるだろう。でも、「体験しないとわからない」「その立場になれば現実に合わせないと」という言い分にすっかり譲ってしまうと、直接の当事者以外は何も言えないことになってしまう。一人一人は今の目の前の人生しか歩めないから、医者の立場も難病人の立場も、企業リーダーの立場も南側の貧しい人の立場も、実体験としてはわかっていない。でもそこは、目も耳も手足も使って見聞を深め、想像力を働かせて共感できるところを広げていくしかないし、そうする知恵を人類は養ってきたのだと思う。僕は哲学からその知恵を懸命に学んできたつもりだ。認識の足りないところがあれば指摘を謙虚に受け止めて修正していく。それはやりながら、どんな相手とも建設的な批判を噛み合わせていきたいと考えているんだ。発言に慎重さは必要だけど、沈黙は何も生まない。

P：聞いてよかった。ありがとうございます。

U：私も大学院、目ざそうかな。

第12章　自然と人間

1　「自然の権利」訴訟に見る「自然と人間」

環境倫理の論点の一つとして「人間中心主義か自然中心主義か」が問題とされ、「自然の権利を認めるべきではないか」という問いかけがなされていることを、第8、9章で述べた。もっと端的に言えば、環境倫理思想は「人間中心主義を批判し自然中心主義を提唱する」という議論が駆動力になって始まったと見ることができる。(1) 後に言及するアルネ・ネスの「ディープ・エコロジー」（深いエコロジー）」講演が一九七二年、それが印刷物として世に出たのが一九七三年であるが、今日的な環境倫理学の歴史を約三十年と言うとき、ネスの論が出回った時期をそのスタートと想定することができる。この章では、そのディープ・エコロジーも視野に入れながら自然と人間の関係を考えてみよう。それに当たって、まず第9章で指摘した「自然の権利」訴訟をもう少し詳しく見ておこう。

◆アメリカの「自然の権利」訴訟

「自然の権利」訴訟は、アメリカの「樹木訴訟」（ディズニー社の渓谷リゾート開発にシエラ・クラブが差し止め請求を起こしたもの）に始まる。一九七二年、法哲学者クリストファー・ストーンはこの訴訟を支援して「樹木の当事者適格」という論文を最高裁に送り、「自然物にも法的権利はあり、侵害されれば妨害排除・回復・損害賠償が認められるべきで、権利行使は市民が代行できる」と訴えた。訴訟自体は三対四の僅差で負けたが、裁判官は「自然の権利」を認める趣旨を述べ、マスコミでも話題となった。

この流れを受けて翌七三年、「絶滅の危機にある種の法」が制定され、一定の種の保存のためには人間の活動が制限されることになった。また、行政訴訟での「原告適格」が広く認められ、特に環境保護では州民・国民が「原告としての資格がない」という退けられ方をすることはほとんどなくなった。こうしてアメリカでは、「フクロウが内務長官を訴える」「原始林が森林局長官を訴える」といった、動物や自然物を原告とした訴訟（正確には、原告住民の名前の隣に動物などの名前も書いてあるということなのだが）が数多くなされ、勝訴する例も増えて、自然保護に効果を発揮している。

◆日本の「自然の権利」訴訟

日本では、一九九五年に奄美大島のゴルフ場開発の差し止めを求めて鹿児島地裁に提訴されたものが始まりで、「奄美・自然の権利訴訟」と呼ばれる。自然保護団体「環境ネットワーク奄美」が、二十一名の名前とともにアマミノクロウサギなど四種の動物名を原告に記載して訴えたのである。裁判所からの補正命令で、原告団は「アマミノクロウサギこと〇〇〇〇」などと代弁者氏名を列記する訴状訂正を行なったが、「動物原告は残っている」との姿勢で法廷に臨んだ。

この訴訟は二〇〇一年に判決が出た。結果は原告適格を否定して訴えを却下、ただし内容的には原告実質勝訴ともいえるものだった。鹿児島地裁は、森林法による生物多様性の価値はまだ抽象的なもので個人の具体的利益を保護するとはいえないこと、原告住民がゴルフ場予定地と六キロ以上離れたところに住んでおり生命や身体の被害は考えられないこと、を理由として「直接の利害者でなければ原告になれない」という従来型の「訴えの門前払い」という判断を下したのである。ただし一方で、「自然が人間のために存在するとしてよいのか」「個人的利益の救済という現行法の枠組みでよいのか」と今後の検討課題を指摘しており、自然（その代弁者）の権利を認めて原告適格の幅を広げるという方向性を示唆したものと評価されている。(2)

◆「自然の権利」運動の意義

「奄美・自然の権利訴訟」提訴のあと、「オオヒシクイ自然の権利訴訟」（水戸地裁）、「諫早湾自然の権利訴訟」（長崎地裁）、「大雪山ナキウサギ訴訟」（札幌地裁）などの提訴が続いている。今のところ（二〇〇三年一月現在）、日本で原告勝訴は出ていないが、開発工事が中止される（裁判が直接の理由ではないが）といった事例は増えている。一九九九年の環境アセスメント法施行もあって、環境破壊を伴う開発には慎重さが求められる時代になってきた。自然環境と生物多様性を守らなければという空気は、裁判所にも行政府にも開発業者にも伝わり始めている。

「自然の権利」訴訟が、より広く言うと、時には訴訟にも打って出る「自然の権利」運動が、いわゆる自然中心主義で固められているわけではない。勝訴に近い判決が出るとすれば、それは「アマミノクロウサギに生存権を認める」という形でなく「アマミノクロウサギに生存し続けてほしいという奄美の島民の要求を認める」という形になるだろうし、それが「日本国民なら誰でも要求できる」というところまでいくかどうかが次の焦点になっていくだろう。運動支持者も、「動物そのものの生存権」を考えているとは限らない。「自分たちが動物とともに暮らす権利」を考えている者もいるだろう。運動の広がりのためには後者の発想も認めてよいだろうし、「動物との共生」や「自然の中の人間」をどう考えるかについては、ある程度の幅があってよいと考える。

「自然の権利は乗ってみる意義のあるフィクションである」という言い方を第9章でしておいた。共生・共存論はともするとと上滑りなきれいごとに終わりやすいが、訴訟の議論に耳を傾けるなり、素朴な関心からでも（運動支援とまでは言わなくていいから）現地を訪れるなりして、自分にとっての自然の意味を、精緻に、実感を持って考えることが、「上滑り」になるところに「留め金」を付け直すきっかけになるかもしれない。

2 「動物の権利」「動物の解放」

「自然の権利」の議論でまず想定されているのは、野生の動物や自然界の植生などであるが、「動物にも〝人並み〟に生きる権利を」と主張するなら、すでに人間の管理下にある動物をどう扱うかも議論から外せない。人間の食用とされる豚などの畜産動物、医療や科学の実験に使われるマウスなどの動物、動物園や家庭のペットの動物である。「無理に太らせてすぐ屠殺するのは許せない」とか「実験データを取るために強い負荷をかけるのは動物虐待だ」という意見は当然あるし、動物園や家庭でも「大事にしているかもしれないが、そもそも不自然だ」との声はある。自然界の生き物を大切にしようと言うのなら、こうした問題にはどう答えられるのだろうか。

◆「種差別」を乗り越えて動物を解放？

今日、人間中心主義を「種差別」として批判し動物の権利を訴えた論文と評価されているのが、ピーター・シンガー(3)の「動物解放論」である。より正確に言うと、シンガーは「動物の権利を守れ」というよりも「動物にも人間と平等の扱いをせよ」と主張しているのであるが。彼はベンサム(4)の理論に依拠して、苦痛と快楽を感じる能力があることが平等な配慮を受ける要件であるとする。そして、その能力がある動物は人間と同じように一人としてカウントし、人間と同じように苦痛を与えないようにすべきだと語る。彼に言わせれば、苦痛は黒人が感じる場合よりも白人が感じる場合の方が悪いとするのが不平等な「人種差別」であるのと同様に、苦痛は豚やマウスが感じる場合よりも人間が感じる場合の方が悪いとするのは不平等な「種差別」なのである。こうして彼は、商業的畜産と動物実験は許されないとする。

シンガーに限らず、昨今の自然との共生や生命尊重の論調から、あるいは黒人解放や女性解放の運動の延長から、動物の権利擁護、動物解放という主張は多く見受けられる。

◆自然中心主義と「動物の権利」論

「動物の権利」論は、非‐人間中心主義としての自然中心主義、その中でも一つ一つの生命体を人間一人一人と同等に尊重するという生命中心主義と近いところにある。むしろ「動物中心主義」とでも呼ぶべきであろうか。この論が、環境を考え、自然と人間との付き合い方を考えるうえで、参考になる部分はあるだろう。

しかし、その立論には問題点も見えてくる。シンガーは、苦痛の感覚のある動物を人間に劣らず配慮することで、人間と他の動物との「種による差別」を乗り越えたかに見える。だがそれは実は、「感覚のある動物」と「感覚のない動物」の間に境界線を移したに過ぎず、「差別」の領域が変わっただけなのではないか。しかもその「感覚の有無」を判定するのは人間であり、科学が進歩すれば「この動物にも感覚があった」「植物でも痛みを感じることがわかった」という「発見」が出てくるかもしれない。結局は人間側の知見と共感に依拠しており、「人間の裁量」は免れないことになる。それに、ある動物に「権利」を認めたとしても、彼らが「権利行使者」として自覚的にふるまってくれるとの期待はもてないから、権利の輪を広げることで共同体の相互行為ネットワークを増やすという効果はないと言わなければならない。

シンガー以外の動物擁護論一般を見ても、情緒的な議論にとどまっているものが少なくない。動物園が自然の動物をオリに閉じ込めているというが、今は八〇％以上が動物園生まれで、オリから解放しても生きていけないだろう。動物園があるから子孫が確保されている希少種もある。「自然のままがよい」というなら、トキ保護センターでトキの絶滅を防ごうとする「反自然的」企てはやめるべきだという話になってしまう。

◆これからの動物擁護

今日の動物環境は人間文明によって不当なまでに圧迫されているのかもしれない。しかし、改善するにしても出発点は「今」である。畜産場も実験室も動物園も家庭の犬小屋も、今オリと鎖を全てなくして解放すれば動物たちの楽園が出現する、というわけではない。

「動物の権利」とまで言うかはともかく、現実の動物たちにある悲惨さを縮小していく知恵と配慮は、人間側が深めていくべきだろう。畜産の場合なら、人間の食の欲望と商業的効率に何でも合わせるべきかは、大いに議論されてよい。例えば、柔らかい淡色の子牛肉が好まれるからといって、草を食べさせずミルク飼料だけで貧血状態にして身動きの取れない柵の中で子牛を育てることを、これからも続けてよいかは、生産者と消費者が情報を共有して考えるべきだろう。著者自身は、アグリビジネス（agribusiness 農業関連産業）がアグリビジネス（uglybusiness 醜い産業）でなくなることを望んでいる。

また、動物実験の場合なら、人間への安全確認のための必要最小限にする努力は考えたい。例えば、ドレイズ・テスト（化粧品など目に入る可能性のある商品の安全性確保のためにウサギの目に濃縮液を強制的に注入するテスト）は極力減らして、ウサギの目の代わりに鶏卵の膜組織を使うといった代替法を確立すべきだろう。著者はクローン技術には問題が多いと見ているが、死に至らせるような動物実験がどうしても必要という場面で、一般には二百匹分のデータが欲しいが均質なクローン動物なら五十匹分で足りるというなら、そこにはクローン技術の応用を認めてよいと考える。現代はコンピュータ時代である。動物実験を世界のあちこちで行なわなくても、どこか一か所で行なえばそのデータをネットで公開し共有することができる。生命体を犠牲にしなくてもコンピュータ・シミュレーションですむ事例も増えてくるはずだ。こうした方向性は追求してもらいたい。

3　ディープ・エコロジー

「動物の権利」論が自然中心主義のなかでも「動物中心主義」とでも呼ぶべきもの（その動物の中でも「階級差」が設けられているが）であるとすると、「それは人間の目に留まりやすい動物のみに光を当てたに過ぎない。それでは〝自然の側に立つ〟といってもまだ〝浅い〟ものだ」という批判の出る余地がある。では、もっと〝深い〟自然の立場とは……ここにディープ・エコロジーが登場する。

◆ネスの提言

アルネ・ネスは一九一二年ノルウェーで生まれ、一九六九年までオスロ大学哲学科教授であったが、早々に退職して自然生活者・市民活動家として活躍し、その時期のエコロジー哲学の方が名高い。彼は一九七二年の講演（出版は翌年）で、経済発展維持を優先する環境保全運動はシャロー・エコロジー（浅いエコロジー）に過ぎないと述べ、より根本的な運動としてディープ・エコロジー（深いエコロジー）を提唱した。その要点は、①環境を「トータル・フィールド（全体野）」で見ること、②人間中心主義をとらず生命あるものは平等という原則に立つこと、③多様性と共生の原理に基づくこと、④階級制度に反対すること、⑤環境汚染と資源枯渇に反対すること、⑥諸生物や人間労働の相互作用から成る複雑性を尊重すること、⑦地域自治・分権を支持すること、であった。

その後ネスは、ディープ・エコロジー運動のプラットフォーム原則（基本原則）の提示、拡大自己実現論の提唱、エプロン・ダイアグラムを用いた運動の説明と、精力的にディープ・エコロジー運動を推進している。(5) 特に拡大自己実現論は、人間以外の生命の価値を道徳的に説くのでなく、いのち豊かな自然と同化する共感の中で「自然＝広がった自己」を守り育む、という思想を説いている。

◆ディープ・エコロジーの魅力と弱点

ネスの提言をはじめとする「生命中心主義」は、多くの自然中心主義的環境保存論者の心を捉えている。また個々の生物よりも生態系としてのまとまり全体に配慮する「生態系中心主義」も、レオポルドの「土地倫理」(6)を代表例として一定の支持を得ている。「自然との共生」というスローガンは今日魅力をもつし、「自然を尊重して自然との一体化の中に自己実現を見いだす」という主張は文明のほころびが目立つ現代には賛同を得やすい。

しかし、心情的には共感できそうなこれらの思想は、実践的局面になるといろいろな問題が見えてくる。生命中心主義の場合、人間だけでなく、高等哺乳類だけでもなく、あらゆる小さな生き物にも平等な配慮をするという立場をとるが、それはいかにして可能なのだろうか。ネスも「自らの生命維持のためにいくらかの殺害・搾取・抑圧は必要」と認めている。すると「バランス」「調和」の範囲内で、という話になりそうだが、その基準を多くの人が納得できる形で提示するのは困難だし、現に提示できてはいないと思われる。そこは、生き物は全て平等と言いながら、やはり人間の紡ぎ出す知恵にかかっているということになる。

生態系中心主義でも、生態系全体を守るといっても、「守られるべき生態系の姿」を想定すること自体が人間の知的判断次第であることは否定できない。ある論者は、ガイア仮説(7)に依拠して地球生態系のありのままに従うのだと言うかもしれないが、「最大の地球破壊者である人類が滅亡することで保たれる生態系」にまで従う用意はできていないだろう。結局は、「一九七〇年ごろの日本の産業水準と自然のバランス」だとか「産業革命前半期の西ヨーロッパ都市周辺の田園風景」など、時代と場所を限定したモデルを置いて「あるべき生態系」を語り、「自分にとって理想と思われる自然と人間の折り合い地点」を人間的価値判断で設定し、そこを目ざすしかないのではないか。するとそれは、人間中心主義を脱却した自然中心主義とは呼べないのではないか。

4　自然の中の人間

著者は、生命中心主義や生態系中心主義を含む自然中心主義は例えば上述のような弱点をもっていると見ているが、だからといって「自然は人間のためにある。人間中心主義を押し通すべきだ」とは考えていない。自然中心主義が提起した視点を教訓としながら、具体的現実的に「自然と持ちつ持たれつの人間の生活空間」を考えていきたいと思っている。本章の締めくくりとして、そのあたりのイメージ像を語ってみよう。

◆地球規模の思考と地域からの行動

Think globally. Act locally. ――環境保護の文脈でよく使われるスローガンである。「地球規模で考え、地域から行動しよう」と訳される。このスローガン自体は間違っていないだろう。問題は、どんな立場から「地球規模」を語り、どういう地域性に立脚してどういう行動をとるかである。

今の先進国の都市住民の目に映る地球と、発展途上国の農村住民の目に映る地球とは、違っているだろう。日本の私たち（地方の住民であっても物流などの面では都市的恩恵をかなり受けている）が、身近な日常生活にはスーパーとコンビニの便利さを確保したうえで少し離れた場所には自然を満喫できる空間があってほしいと願うような、そんなムシのいい発想で「地球に自然を残しておこう」と語っても、ご都合主義でしかない。地球に自然が必要だと考えるなら、地球全体のために熱帯雨林が大切だと考えるなら、自分が使う紙や木の製品の資源の出所には、想像力を及ばせるべきだろう。そしてその木材資源を担う地域の、おそらく私たちより物質的には貧しい人々の生活がどう成り立っていくかにも、思いをめぐらせるべきだろう。

「地域からの行動」とは、端的には「手近にできることから始めよう」ということでもあるが、例えば、手っ取り早いリサイクルだけで自己満足すべきではない。せっせと古紙回収に協力さえしていれば、紙の使用量は減らさなくていいということにはならないのだ。リサイクル意識が根本的な資源節約をしなくてすむ免罪符になるなら逆効果である。また、割り箸を使わずに自分の箸を持ち歩けば生涯に森林伐採の何本分かをくい止めたことになる、と考えるのも都合のいい自己満足だろう。実際には割り箸は廃材からつくられるから、どんなに割り箸を集めても建築資材には相当しない。ただ、自分への戒めとして、「割り箸は使わず自分の箸を常に持っておく」という心がけには、象徴的な意味があるかもしれない（ただし、より細かなことを言うと、自分の箸を毎回お湯と洗剤で洗うのなら、そのエネルギー消費と割り箸の資源消費との比較考量はした方がいい）。

地域からの行動として著者が思い描く事例は、地域の農業を守り育てる意味も込めて地元の農家と直接の農作物取引関係を構築する、といったものである。「地産地消」がうまくいけば、輸送のエネルギー消費の節約にもなる。農作物はアジア諸国から輸入した方が安いという現実があるが、そもそも遠隔地輸送の手間とコストをかけてもまだ安いという経済格差がおかしい、と考えることが真のグローバル思考ではないか。

◆原生自然、二次的自然と人間

人間が一切の文明的思考と産業技術を停止して原始人に戻ればいい、というものではない。実際にそんなことは不可能だし、自然の中に入っていれば人間は安定的に暮らせる、というのは現実離れしたロマンでしかない。自然が人間には厳しいものだから、人間は我が身を守る文明を築き始めた、というのが正しい理解だろう。ただ、今日必要なのは、例えば次のような発想転換だろう。人間は容器などに耐久性を求めて、腐らないプラスチックの開発に努めてきたが、いつかは使わなくなるものなら、使用予定年数に合わせて腐るプラスチック（しかも有害物を出さずに自然分解する）こそを開発し使用すべきである、と。

ものづくりについてもこのような発想が求められるし、自然に対しては次のように考えたい。「全てをありのままの自然に」というのはもはや無理である。すでに加工してしまった自然は元に戻らないし、原始的自然ばかりでは六十億人を超える人間は生きていけないだろう。特に先進国の都会人が「ありのままの自然」を求めるのは、自分の便利な生活が犠牲にしているものへの反省や、自然の中で農林漁業のなりわいを立てている人々への想像力を欠いた、安直なロマン主義でしかない。もっと現実を見すえた思考力で、自然の大切さを考えるならしっかり責任をもって考え、行動も伴わせる必要がある。

ありのままの、手つかずの「原生自然」を世界各所に残しておくことは、地球規模戦略として大切である。特に熱帯雨林の計画的保存は、先進国と途上国の確かな理解と協力をもって果たしていくべきだろう。日本国内においても、森林国にふさわしい保存と保全の組み合わせがあるはずだ。また、いわゆる「里山」は、農業国としての日本がその文化の中で育んできた、田畑の後背地としての二次的自然である。私たちには身近に実感できる自然であり、農業保全にも有効なこの里山が、農業の衰退とともに日本各地で消滅してきている。生物多様性の確保や治水の利点からも、農業再生の工夫と合わせて、里山を維持・再生するというのは、極めて具体的現実的な自然保護運動であろう。各地域ごとの取り組みも大切だが、その地域だけに負担を押しつけずに、世論や都市との交流や「里山ボランティア活動」などの実際的支援が、事を前に進める力になるのではないか。そうした取り組みは始まっているし、いっそう広まることを期待したい。

〈ダイアローグ12〉

D（地域住民）：「里山再生」ですか。なるほどね。ウチの近所、農家が多いんですが、減反政策で荒れ放題の田んぼが増えてきましたね。田んぼが野ざらしになると裏山もため池も荒れるばかりで、もったいないなと思ってたんですよね。

T（教師）：裏山だけを再生させるといっても難しいでしょう。地域の農業、地域の生活の立て直し方全体の中で、山を含む自然の価値を取り戻したいですね。

D：農業の衰退、何とかならないんでしょうか。

T：うーん、日本の農業政策というか、経済政策全般の問題ですから、一筋縄では行かないでしょうね。ただ、日本の食糧自給率が四〇％を切るまで下がってきて、危機感はありますね。当面は、米づくりでも低農薬などの特色を出して特定の販売ルートをつくるといった手が考えられます。例えば都会のある生活協同組合と提携して、そこの組合員の要望も聞きながら作って売る、しかも作る過程ではその都会の人に来てもらって田植えの実地体験でもしてもらいながら里山への理解を共有する、なんてことはできませんかね。

D：うまくいけばおもしろいですね。あと、「地産地消」という言葉も出てきましたが、地元でつくって地元で消費するってことですよね。私も含めてこのあたりは野菜づくりの兼業農家もけっこうあるんですが、みんな農業で大儲けしようなんて思ってませんよ。収支がトントンになって、食べてくれる人の喜ぶ顔が見られたらそれでいい、そう思ってます。でも、野菜の形が悪いからといって商品ルートに乗らず余ってしまったり、と矛盾だらけなんです。

T：地域独自の売買ネットワークがつくれませんかね。地元の学校や福祉施設と大口契約を結ぶとか、この地域だけに通用する交換手段として「地域通貨」をつくり、安いけれども確実に売れる、「顔の見える」流通回路をつくるとか、工夫のしようはあると思いますよ。

D：地域通貨ですか。まだよくわからないけど、それもおもしろそうですね。今度じっくり教えて下さい。受講料の代わりにウチで作った野菜持ってきますから。

T：それそれ。野菜現物でもいいけど、私とあなたが合意していれば地域通貨で受講料を払うこともできるんですよ。あなたはこの近所で、例えば大学食堂でも学生下宿組合でも、野菜を売って地域通貨を稼げばいい。それから、農繁期には人手が欲しいでしょ。ここにいる研究室の学生に呼びかけたらいかがですか。彼らもいい経験になるし。

D：で、学生諸君へのバイト料は地域通貨でいい、と……。

T：その通り！　学生たちには、その地域通貨を持ってくれれば、この研究室のコーヒーは飲み放題、私のいらなくなった本は安く買い取れる、ということにしておきましょう。

U（学部学生）：先生、先生、ゼミコンパ代も私たちはその地域通貨でいいってことにして下さいよ。

T：ええっ！　それって実質的には、毎月おごれってこと？

P（大学院生）：先生、覚悟決めて下さい。口先だけじゃなく実践が先生のモットーでしょ。

終　章　「生命圏の倫理学」へ

1　「宇宙船地球号」のメッセージ

「宇宙船地球号」という概念は、アメリカの経済学者ボールディングが一九六〇年代半ばから打ち出したものである。地球という惑星を一隻の宇宙船に見立てて、有限な環境下にある閉じた空間であることを強く意識しようという発想がそこにはある。この限られた船内で、全乗組員が将来にわたって生きていくための、宇宙船の維持管理を考えねばならない——そんな要求を「宇宙船地球号」という言葉は突きつけている。

限られた空間で資源を分け合い、環境負荷をこれ以上かけないようにしていくことが求められる。

つまり、経済膨張や人口増加は抑制せよ、エネルギーは再生可能なものにせよ、といった制限を迫られるわけである。宇宙船の「操縦」と言えば、先進国リーダーたちの強権的指導か、それとも発展途上国への配分（援助）優先か、という課題も浮上してくる。この宇宙船という概念が提示された時期より、地球環境問題はいっそう切迫してきているから、多くの人がこのイメージには同調しているが、時には息苦しい強制的雰囲気を感じる者もいる。

著者はこの「宇宙船地球号」という言葉を、抑圧的なイメージで考えず、自然観・世界観の積極的な再検討のメッセージとして受け取ろうとしている。

まず、宇宙船の「全乗組員」というとき、それは誰と誰になるのかを考えたい。先進国の人々だけでなく途上国の人々も、となるのは当然だが、あと、自然界の諸生物は乗組員メンバーなのか。それともたんなる備品なのか。道徳的行為主体になれないという点ではメンバーとは呼びにくいが、いのちを再生産する存在であるという点では備品とも呼びにくく、運命共同体の仲間として扱うのが謙虚で賢明な姿勢なのかもしれない。

次に、この宇宙船で「将来にわたって生きていく」というとき、今の私たちは「将来」のどこまで責任をもつのかを考えたい。子々孫々までずっと、とは言いたいが、いきなり遠くをみるのは現実的でないから、近い将来から考えられること、やれることをなるべく誠実に果たしていって、それを徐々に遠い将来へつなげる、という責任の考え方を追求できれば、といったところになるだろうか。

最後に、宇宙船の「維持管理」というとき、その方法・体制をどうするかを考えたい。今たまたま有利な立場にある先進国の理屈が先行しそうだが、実はその有利な立場そのものがこの宇宙船の危機を招いた要因でもあるのだから、数としては多数派である途上国への配慮がなければ皆が納得するコントロールはできないだろう。具体的な策は模範を示す意味からも資力と技術のある先進国が出し、その内容に途上国が協力しやすい方向を盛り込んでいく、というのが現実的なところだろうか。

以上のように、宇宙船地球号としてのあり方に、「自然の権利」「世代間倫理」「地球全体主義」という環境倫理の考えどころを読み込んで、二十一世紀のメッセージとして私たちの肝に銘じていくことはできると考える。

2 「生命圏」という思想

「宇宙船地球号」の話は、もっぱら環境倫理の文脈で語られるが、乗組員の扱いなど、実はそれぞれの生命のあり方への認識が深く関わっている。人間中心主義、生命中心主義、生態系中心主義なども、どんないのちをどう大切にするかという問題を本質部分に含んでいる。動物解放論は、苦痛を感じる動物は人間と平等に扱え、という主張になるが、では逆に、苦痛を感じなくなった植物状態の人間や神経系のできていない胎児は切り捨ててもいいのか、という生命倫理の典型的な問いを浮上させる。

このように、環境倫理で語られる問題は、生命倫理と底流でつながっており、生命倫理で語られる問題もその周辺を見渡せば環境倫理に及んでくるのである。例えば、「遺伝子組み換え作物」の問題を考えてみよう。

生命科学の技術を駆使して遺伝子構造を組み換えた農作物が世界にどんどん出回っている。殺虫性作物としてのトウモロコシ、除草剤耐久性作物としてのダイズ、日もち向上性作物としてのトマトなどである。ある害虫だけを殺すはずの殺虫毒性遺伝子を組み込んだ作物が標的害虫以外の虫も殺すことが後から判明したり、そこの農場労働者の健康被害が報告されたり、遺伝子組み換え作物の栄養成分が変化していることがわかったり、といった具合に、これらを食べ続けて本当に大丈夫かは疑わしい現実がある。この安全性への心配は、「遺伝子組み換えでないダイズで作っています」と明記した豆腐の商品価値が上がるという皮肉な状況も生んでいる。組み換え遺伝子をもった植物が拡散して在来種を駆逐し、地球上の植生を変えてしまうという心配もある。また、具体的に心配されていることとして、除草剤耐久性が雑草にうつって雑草駆除ができなくなる恐れが挙げられる。

このような生命と環境の危機を招きかねない遺伝子組み換え作物は一切禁止しよう、という話に当然なりそうなのだが、事はそう単純には収まらない。二十世紀初頭には十六億人だった世界人口は、二十一世紀初頭には六十億人を超え、あと四十年ほどで九十億人まで達しそうだと見られている。近い将来の世界の食糧不足が予測される中、農作物の生産性向上は深刻な課題でもあるのだ。また現状でも、農業現場での除草の手間などの重労働とそれへの見返り収入の少なさを考えると、「全てを自然なままに」とのきれいごとだけではすまされない。私たちの生命と環境を、経済や労働や国内外の様々な格差の問題も考慮に入れて、包括的に考える知恵と覚悟が求められているのである。

「環境」といえば周りの自然環境がまず頭に浮かぶが、人間にとっては自らの身体そのものが生きる力を守る環境である。この人間の内的環境である「いのちとからだ」と、他方で外的環境である「自然と地球」を、水や空気や有機物が循環する「生命圏」としてトータルに捉え、その持続・維持を考える、という方向で倫理や経済や技術を考察していく必要があると考えている。今挙げた遺伝子組み換え作物の問題は、その代表例である。「生命圏」という言葉は、環境倫理の生命中心主義や生態系中心主義と近い文脈で使われることがあるが、著者自身は、「人間生命体とそれを支える周辺条件全体」という意味で、生命倫理と環境倫理の統合理論を導くキーワードとして使いたいと考えている。

3　「生命圏の倫理学」の可能性

生命倫理は、パーソン論に代表されるような「人間の生存の権利」を厳しく見る考え方で生の範囲を狭める方向の議論をし、他方、環境倫理は、自然中心主義に代表されるような「生きとし生けるもの」に幅広く目を向ける考え方で生の範囲を広げる方向の議論をしている、と評されることがある。両者は離れていく道をたどっていて対極にあるというわけである。しかし、生命倫理イコールパーソン論ではないし、環境倫理イコール自然中心主義でもない。むしろ著者は、生存の幅を広げて考え多くのいのちを尊重する生命倫理を想定しているし、人間を中心に置きながらその人間の利益よりも責任を広範囲に及ばせる環境倫理を想定している。そこに、いのちと社会と自然世界を貫く生命圏の倫理的思考を追求したい。そしてそれを、医学や生態学だけでなく社会学や経済学とも共振しあう学的体系としての「生命圏の倫理学」にまで高めていければ、と考えている。

また、生命倫理は、胎児中絶や安楽死を許してしまう技術や理屈に歯止めをかける「滑り坂論」(slippery slope theory 拡大解釈や乱用・悪用で地獄への坂道を滑り落ちる危険性を訴える理論)として提示され、他方、環境倫理は、時間と空間を超越する世代間倫理として提示されることがある。しかし倫理は、技術の後追いをしてブレーキをかけに行くときに出現するものではないし、「世代を超える」といってもいきなり異質な時代と世界に思いをはせよと命ずるものでもない。今ここで共に生きている人間たちの息づかいから醸成され、「私たちはこうありたい」。それをよき方向で実現する技術であってほしいし、その願いと知恵を未来にも伝えたい」という共同意識が筋道として結実したものが、倫理なのではないか。生命倫理と環境倫理を接合する中で、倫理そのものの意味も深め直す営みに取り組めれば、と考えている。

人の生き死にを考え、その生き死にが繰り広げられる世界のことを考えるような率直かつ鋭敏な考察を、「生命圏」の構想力をもって追究していくことが、生命倫理学と環境倫理学のそこそこの歴史が積み重ねられた今日の課題であり、そのための論点は出揃いつつあるという展望をもっている。

注

第1章

（1）本書では、「バイオエシックス」と「生命倫理」と「生命倫理学」を呼び分けることに神経を使わない。序章の最後で述べたように、学問体系的な「倫理学」を意識しながらも社会現場での「倫理」を考えることを主目的としているから、ほとんどは「生命倫理」という語を用いる。それはアメリカ型「バイオエシックス」や体系的「生命倫理学」とは立場を異にするということではなく、エシックスも倫理学も含めた包括的な議論として、たんに「倫理」で済ます方が話がスムーズに進むと考えたことにもよる。

（2）障害者という呼称については、そのレッテル貼りへの批判や健常者との線引きへの疑問から、片や「障害者」、片や「健常者」とカギカッコ付きで表記することにこだわる向きもある。また周りに害を与えているかのようなニュアンスを嫌って障碍者という字を選ぶ人もいる。本書では、害を受けている人々という意味も浮かび上がらせて（そういえば『障害者に迷惑な社会』という本があった）害の字は使うことにする。カギカッコについては、その線引きの仕方に改めて注意を促したい文脈では付けるが、やりすぎるのはかえってカギカッコの意義を薄めるので、毎回こだわって付けることは控える。

（3）そもそも、第三の趨勢として述べた「対等な関係」を目ざすなら、「医師患者関係」と呼ばずに「医者患者関係」と呼ぶべきなのかもしれない。とはいえ、看護婦と看護士は「看護師」と総称され助産婦も「助産師」と称される時代だから、無理に「医者」とせずに「医師」で合わせておこう。

（4）「ヒポクラテスの誓い」とは、古代ギリシアの医聖ヒポクラテスにあやかった西洋社会の伝統的な医師の職業道徳宣言書である。「医術を病める人を助けるために用い、悪用はいたしません」「有害なものを人に投与しません」「女性に堕胎させるものを与えません」「職業上の秘密を守ります」などと述べられている。

第2章

（1）カトリックの人々が唯一「公式にも」認めている避妊法は、いわゆる「オギノ式」である。月経周期から妊娠しにくい日を選んで性交渉をするのは避妊具を用いる他の方法に比べれば不自然ではない、というのがその根拠らしい。ところで、その「オギノ式」の考案者とされる荻野久作だが、彼は避妊法を開発しようとして月経周期を研究したのではない。むしろ逆で、子宝に恵まれない夫婦に「妊娠しやすい時期」を予測させるために、かの学説にたどり着いたのである。それが「妊娠しにくい時期」を知るために使われるようになったのは、歴史の皮肉である。

（2）厳密には、「経済的に苦しくて育てられないなら中絶してよい」とは書かれておらず、「経済的事情が母体の健康被害につながるなら、それも健康上の理由に入る」という趣旨なのだが、現実には「経済的理由があるなら中絶してよい」という短絡的な解釈がまかり通っている。この点にもすでに問題があると言える。

（3）日本の中学高校で、特に女生徒に対する性教育でこの優生保護法が教えられてきたはずだが、さて教師たちはこの「優生保護」という意味を正しく認識して伝えてきたのだろうか。著者の調べた範囲では、その使命は果たされていなかったように思える。

（4） 実はこの一九九六年の改正とて、日本の為政者たちが内発的に行なったというよりは、外圧によるところが大きい。一九九四年にカイロで開催された国際人口・開発会議で日本の女性障害者団体代表が実態を報告し、「先進国日本にまだそんな前近代的な差別的法律があるのか」と世界のマスコミで話題になった。これが改正のきっかけだと言われる。

第3章

（1） 「夫婦」と言わずあえて「カップル」と言うときには、日本の法律婚に代表されるような「れっきとした（?）」夫婦に限定せず、事実婚のケースやさらには同性愛カップルまでありうるという意味が含まれている。本書でもその認識に立ってまず「カップル」という語から入ったが、文脈への収まりやすさから、「夫婦」という語も広義のカップルの意味で使うことにする。

（2） 本書では「借り腹のみの場合」は代理出産、「卵子も腹も全てを別の女性に頼む場合」は代理母と呼び分けておく。マスコミではときに両方とも代理母と呼んで混乱を招いているケースがある。英語では前者をホストマザー、後者をサロゲートマザーと呼ぶ。

（3） 不妊は病気とは見なされず保険適用外だから全額自己負担である。少子化対策として保険内診療にしようという動きはある。一つの朗報かもしれないが、「保険適用になると、体外受精はやるのが当たり前という圧力がかかって、子どものできない夫婦、子どもなしで生きていこうとしている夫婦はますます肩身が狭くなる」という声もある。

（4） 精子と受精卵の凍結保存は数十年前から可能だったが、卵子は凍結すると壊れやすく保存は不可能とされていた。よって卵子提供は、そのときその場でいちいち出してもらうしかなかった。ところが最近、卵子でも凍結保存できる技術が開発された。現在のところ「卵子バンク」は、カタログに載ったドナー候補者が依頼者と契約した時点で卵子を出すという形にとどまっているが、今後は凍結保存した精子を並べておく「精子バンク」と同じ方式になっていきそうである。

（5） 細胞核内の二十三対の染色体のうち二十一番染色体が二本でなく三本と多すぎるため細胞が正常に機能せずに起こる障害の総称。専門的には二十一トリソミーと呼ばれるが、最初の研究論文発表者ジョン・ラングドン・ダウンの名にちなんでダウン症という呼び名が一般的である。日本では千人に一人の割合で生まれると言われる。身体的な虚弱さや知的発達の遅れが出やすいが、医療・教育・支援があれば十分生育し日常生活に困らない人は多いし、特異な才能を示すケースもある。平均寿命も五十〜六十歳と伸びてきている。

（6） アルファ・フェトプロテイン（ＡＦＰ）、ヒト絨毛性ゴナドトロピン（ｈＣＧ）、遊離型エストリオール（uE_3）という三つのタンパク質とホルモンの値を重ねて見ることからトリプルマーカーテストとも呼ばれる。ダウン症の場合はＡＦＰは低値、ｈＣＧは高値、uE_3は低値の指標が出ると言われる。かつてはＡＦＰのみのシングルマーカーで調べていたが、ダブルマーカー、トリプルマーカーと「精度」を高め、今では第四の指標も加えたクワッドマーカーテストも開発中と言われる。

（7） 頭蓋から脊髄にかけての中枢神経がきちんとした管構造にならない神経管奇形の一種で、胸か腰の部位の癒合不全。日本では千人に〇・六人の割合で生まれると言われる。医療がうまく行けば、下肢麻痺はあるが知能は正常で支援を受けながら十分生き抜いている、というケースも多い。

（1）『まぶたでつづるＡＬＳの日々』（白水社、一九九八年）は、ＡＬＳ（筋萎縮性側索硬化症）で手足が動かなくなった土居喜久子が夫の土居巍《たかし》とともに著わした労作である。その巻末に、二人のそばにいた大分県立病院院長の永松啓爾は次のような文を寄せている。「ＡＬＳでは……すべての意志表現機能が消失した段階でも、イエス、ノーの表現はまばたきや眼の動きで表現できる。したがって患者は、眼の筋肉の運動によって発生する電気現象で、ワープロなどの器械を操作することができる。……今まで植物人間とも同等に思われがちだった無言無動の患者さんたちから発信されはじめたそのことばは、予測をはるかに越えた驚異のものばかりであった。多くの発信は詩であり、人生訓、哲学であり、生きていることの喜びであった。死と向きあって生きてきた人たちの感性の発露は、すでに多くの単行本として出版されており、多くの健常者に感嘆の声をあげさせている。」また、『見たくない思想的現実を見る』（金子勝・大澤真幸、岩波書店、二〇〇二年）の第二章「高齢者医療――老いの現場で」にも、ＡＬＳ患者がまぶたで発した言葉をきっかけにつくりだされた製作物への言及がある。

（2）誰もが脳死を経て体全体の死にたどり着くわけではない。事故や病気で脳を集中的にやられた人が脳死を経るのであって、そうなるのは死者全体の一％だと言われる。また、脳死になった人はたとえ生命維持装置をつけていても一～二週で体全体の死に至るというのが定説になっているが、世界には脳死状態になったあと一年以上も人工呼吸器をつけて「生きながらえた」例もある。また、「脳死は不可逆。脳死判定を受けた人が生き返った例はない」と言われるが、脳死判定が出ればその後は濃厚な蘇生治療は施されないのだから、「脳死になったら生き返らない」という主張は「脳死判定を出したら積極的な蘇生努力はしない」という現実を追認したに過ぎず、客観的に証明されたこととは言えない。

（3）昔は、脳が止まるとそこからの信号によって動かされている心臓などもすぐ止まったから、体全体の死より先行して脳死のみが起こるということはなかった。それにそもそも脳死自体が、臓器移植の便宜から概念設定されたものであり、かつては「超昏睡」などと呼ばれて植物状態の昏睡とあまり区別せず、連続的に考えられていた。

(4) 判定の中にも問題はある。「竹内基準」と呼ばれる今の日本の脳死判定には、「自発呼吸ができるか」というテスト項目がある。試しに人工呼吸器を外してみるのである。が、人工呼吸器をつけていないと死にそうな患者から「試しに外す」というのは、それ自体がトドメをさす行為なのではないか。いくら事前に多めの酸素を与えておくといっても、それは瀕死の病人に無理に食いだめさせてその後に絶食させるようなもので、健全な対処とは思えない。

(5) 一九六八年、札幌医大教授だった和田寿郎が日本初の心臓移植を実施した。とりあえずは成功してマスコミにもてはやされたが、わずか八十三日でレシピエント(臓器を受け取った人)が死亡してから問題を指摘する声が上がった。「ドナーであるY青年は本当に死んでいたのか」「レシピエントであるM青年は本当に今移植を受けなければ死にそうなほど心臓が弱っていたのか」「功名心から二人の青年を早死にさせたのではないか」——一番の問題は、Y青年の死亡判定も心臓摘出も、M青年のそれまでの治療も移植手術も、全て「和田チーム」が外からのチェックを一切受けずに進めたことである。真相は判然としないが、この事件のおかげで日本の移植医療は二十年以上遅れたと言われる。

(6) 脳がダメージを受けて血のめぐりが悪くなると、いわば血液という「冷却水」が脳を回って冷やせなくなるから熱が上がり、それで神経細胞が傷つくことが多い。そこで全身の体温を三十三度くらいにまで下げることで脳の温度が上がるのを防ぎ、神経細胞を保護するのが「脳低温療法」である。この治療法のおかげで、従来なら脳死に向かったを思われる患者が数多く蘇生しており、後遺症もなく日常生活に復帰している事例も多い。

第5章

（1） 例えば糖尿病なら、子どもでもかかることはあるし、宿命的な体質によるもので食生活の乱れなどが原因ではない場合もあるから、「成人病」という呼び名も「生活習慣病」という呼び名も正確とは言えない。

（2） 塩基対が数百個あるいは数十万個と連なって一つの遺伝子を構成しているから、塩基対の数は三十億でも遺伝子の数は数万ということになる。人間の遺伝子数はかつては十万近くあると予測されていたが、最近は三万前後と見積もられている。

（3） この受精卵診断（着床前診断）で、「異常」つまり病気の因子を持っていると判定された受精卵は廃棄されるわけだが、筋ジストロフィーは伴性遺伝で女性は保因者でも発症しないから、普通に生まれ育つ女児の受精卵まで廃棄するという悲劇も伴っている。

（4） そもそもクローンとは、同一遺伝子の複製生物を指し、無性生殖（精子を合体させない卵子のみの発生による）でつくられた「親と同じ」生命体である。植物の世界では挿し木や株分けで日常的にあるし、動物でもアメーバの分裂やウニの単為発生がクローンと言える。そして生殖細胞クローンとは、最も単純なものは一卵性双生児で、人為的には体外受精の受精卵が細胞分裂を始めたころに分離して双子や四つ子をつくることで得られる。より複雑なものとしては、数十個に細胞分裂した受精卵の核を別の数十個の卵子に移植して発生させるという方法がとられる。片や体細胞クローンとは、ある個体の体の細胞核を別の卵子（核を除去）に移植して特定の刺激を与えることで発生させるもので、従来は不可能とされた大人の体細胞の遺伝子をもつ子どもの誕生に成功したわけである。これによって、すでに能力や性格が確定した大人の「コピー」を狙ってつくれるのではないかと考えられている。以下の叙述で問題とするのは、この体細胞クローンの方である。

第6章

（1）かつて日本では、「性教育」を「純潔教育」と呼んでいた時代がある。つまり、「少年少女に性について教えることは、性衝動に走らず結婚まで「純潔」を守れと教えることだ」という方針が前面に出されていたのである。しかもその方針は、「男は「社会勉強」として少しは「女遊び」を覚えておくのもよいが、女は絶対に「処女性」を守るように」という男女差別的な「ウラの常識」にも支えられていた。

（2）性差の問題を性愛感情や世間の認知のあり方との関連でさらに深く論じようとすると、「男どうし、女どうしのカップル」という同性愛の問題や、「身体上は男でも精神的には女」などの性同一性障害の問題も視野に入れる必要が出てくる。しかしここでは、紙幅の制約もあって、そこまでは言及しないことにする。

（3）民主主義の一つの原則として、「罪刑法定主義」というものがある。ある行為が罪になるか、どんな刑罰が課せられるかは、前もって法律に定められていなければならない、という主義である。こうしておかないと、時の為政者が恣意的に人を裁く危険があるからである。ところがこの罪刑法定主義に基づけば、明らかに悪いことでも法律に抵触しないがゆえに罪に問えない、というケースが出てくる。そこに「犯罪」すれすれのコンピュータ遊戯がつけこんでくる場合がある。

（4）振り返ってみれば、あの学生運動時代の「自己否定」というスローガンとて、経済成長下で黙っていれば支配構造の上位に立てる「エリート学生」たちが、自己を相対化して批判的に自己を告発しようという営みを意味していた。つまり、「黙っていても（世間の価値尺度では）肯定的評価を得てしまう自己」が前提されていて、そこをひっくり返してみようという試みであった。今は学生は「エリート」ではないし、「黙っていれば肯定される」世の中ではない。自己肯定感をみずから築き上げなければ生きていけない時代なのである。

第7章

（1）　熊本県水俣湾の水俣病（工場廃液による有機水銀中毒）、同様の原因による新潟県阿賀野川流域の第二水俣病、富山県神通川流域のイタイイタイ病（鉱山廃水によるカドミウム中毒）、三重県伊勢湾の四日市ゼンソク（石油コンビナートの硫黄酸化物ガスによる気管支障害）――以上が昭和年間の四大公害病で、一九六〇年代から七〇年代にかけて、地域住民が限定的ながら裁判に勝訴し、いくばくかの補償がなされた。

（2）　とはいえ、地域限定型の公害がもはやなくなったということではない。先述の四大公害裁判でも救済されていない被害者はいるし、その他の地域でもそれぞれに地域環境汚染はある。世界全体で見れば、特に発展途上国では、公害は現在的、近未来的大問題である。これらはそれぞれに解決されねばならない。

（3）　もちろん、「皆が……」と言って全体を同質化する議論で事は済まされない。生産と享受にも、加害と被害にも、不均等な利害構造はあり、そこにはメスを入れていかなければならない。その議論は別の文脈に譲るとして、ここで言いたいのは、享受は少なく被害は多い立場の者でささやかな利益を得て暮らしているとき、「この生産活動すなわち被害産出活動をすぐに一切やめろ」とは訴えにくいほどの経済メカニズムに縛られているのが実情だ、ということである。

第8章

（1）ただし、「自由競争」といっても、公正なルールに基づく競争だったかは疑わしい。皆が同じスタートラインから同時にスタートしたのか、持っている資力の差は誰もが許容できる範囲のものだったのか、レース中に不正はなかったのか、等々を考えると、やはり歴史のアヤの中でそもそもが不平等な競争だったとも言える。

（2）ここでは、人間の生存の道具的存在として他の諸生物を守る、という言い方で議論を進めていくが、もちろん道具となる環境は生物とは限らない。水も空気も土も、無機物も人間が生きるのに必要なものである。ただこの文脈では、「生存権」をもつ優先順位者を人間だけと決めつけてよいか、という話をしたいので、有機的生命体である「生物」を人間との対比で浮上させておくことにする。

（3）この思想は、人間中心主義を否定するものということで、包括的には「非‐人間中心主義」とか「人間‐非‐中心主義」と呼ばれる。ただこれには表記のしにくさ、焦点の定まりにくさが感じられることから、「自然中心主義」「生命中心主義」「生態系中心主義」といった呼称を用いることが多い。それぞれに微妙な違いはあるが、本書では「自然の権利」思想とのイメージのつながりやすさから、「自然中心主義」の呼称を主に使うことにする。（「生命中心主義」「生態系中心主義」については、第12章で改めて言及する。）

第9章

（1） ハイブリッドカーはガソリンと電気をエネルギー源として併用することでガソリン燃焼を少なくするし、電気自動車はガソリンを使わないから排気ガスは出ない。しかし、その電気自体が何割かは火力発電に由来しているのだから、ガス排出を根絶できるわけではない。自動車一台一台から出すより有害物を減らすことはできるけれども。

（2） 燃料電池は、水素を用意して空気中の酸素と化合させる過程でエネルギーを発生させるというものである。できる余剰物は水だけで有害ガスは出ないから「夢のエネルギー」なのだが、技術・設備・採算の面で実用にはもう一息といったところである。

（3） 例えば、原子力発電所で燃やしたウランから抽出したプルトニウムを高速増殖炉で燃やす「核燃料サイクル計画」や、ウランとプルトニウムの混合酸化物燃料を原発で燃やす「プルサーマル計画」は、技術的にも採算的にも展望がもてないとして多くの先進国が撤退したが、日本だけはまだこだわっている。

（4） 今の間氷期一万年を「完新世」と呼ぶが、中でもこの五千年前あたりの温暖期を「ヒプシサーマル期」と呼ぶ。この時期にはアフリカや西アジアの今の乾燥地帯でも降雨量が多く大森林があったと言われる。また日本の周りの海水面は今より四～五メートル高かったと言われる。こうした大昔の気温は、南極の氷床や海底の堆積物などを深い層から採取して分析することで推定できる。

（5） 温室効果の効力そのものは二酸化炭素よりフロンやメタンの方が強いが、量的には二酸化炭素が圧倒的に多いので、地球温暖化への寄与率は二酸化炭素が六割以上を占める（あとはメタンが二割、フロンが一割、その他が一割と見られる）。なお、フロン（クロロフルオロカーボン）より代替フロン（ハイドロフルオロカーボンとパーフルオロカーボン）の方がオゾン層破壊は少ないが、温室効果はどちらも変わらず強い。ここにも、人類がフロンだけでなく代替フロンも早く禁止すべき理由がある。

(6) 環境の「保護」に類する用語は、最近の環境思想の趨勢にならって、広義の「保護」protection の中に人間中心主義的な「保全」conservation と自然中心主義的な「保存」preservation がある、という使い方にしておく。

(7) このあたりも英語で確認しておこう。「人間中心主義」は anthropocentrism、その対語は「非 - 人間中心主義/人間 - 非 - 中心主義」で non-anthropocentrism だが、「自然中心主義」physiocentrism、「生命中心主義」biocentrism、「生態系中心主義」ecocentrism もやはり「反 - 人間中心主義」の意味で用いられる。

(8) 「内在的価値」は intrinsic value の和訳である。自然中心主義のキーワードになっているわけだが、論者の中には、これでもまだ人間の道具というイメージを拭い切れていない（利用対象として手は出さなくても、見ていて心がなごむといった「人間の目」からの評価がこの語には残っている）と見なし、人間とは全く関わりなくそれそのものとしての価値があるという意味で inherent value という語を使う者もいる。こちらは「固有の価値」あるいは「本質的価値」と和訳している。

第10章

(1) ＥＵは当初一五％削減を主張し、日米は〇％つまり一九九〇年水準と同じところまで減らすだけで精一杯だと主張していた。日米が六％、七％削減に同意したのは、後に述べる柔軟化措置（実質削減をしなくてすむ「抜け穴」）を当てにした面がある。ただし日本は、六％削減といっても、二〇〇〇年時点ですでに一九九〇年より八％増えているから、その八％分をまず減らしてからさらに六％減らさなければならない。

（2） 当初「ネット方式」と呼ばれていた（「ネット」とは「正味の」という意味）。工場などからCO_2を出しても森林が光合成で吸収すればその分を差し引いて計算してよいことにする、という方式である。「植林した分に限定して」という話だったのが「元からある森林も」という話に広がり、そうすると森林国は何もしなくてもCO_2を減らせることになる。そこで森林吸収量の算入に制限をつけることになったが、それでも運用ルール合意のために大幅に算入が認められ、日本は削減ノルマ六％の半分以上である三・七％は、これでまかなえる計算になった。

（3） 宇沢によると、排出炭素一トンにつき一〇〇ドルの同率税だと、日本人は年間一人二・五トンの排出で、一人あたりの国民所得一万九五〇〇ドルから炭素税二五〇ドルを支払うことになり、さほど負担にならないが、フィリピン人は一人〇・六トンの排出で、所得五〇〇ドルから税六〇ドルを支払うことになり、大きな負担になる。比例税だと、日本人が四七五ドル支払う一方、フィリピン人は三ドルの支払いですみ、これでかなり不公平が緩和されるという。

（4） 日本人の血を引くアメリカの政治学者フランシス・フクヤマが、まさにこのような趣旨で『歴史の終わり』という著作を書いている。

第11章

（1） recycle は、文字通りには「再循環させること」で、つぶして原料にしてからもう一度製品を作る場合を指し、「再生利用」とか「再資源化」と訳される。アルミ缶を回収してつぶしまたアルミ製品を作るのがその例である。ボーキサイト鉱石からアルミニウムを作るよりは効率はよいが、つぶして作り直すにはそれなりのエネルギー消費がある。reuse（動詞読みなら「リユーズ」だが名詞読みなら「リユース」）

は、つぶさずそのまま二度三度と使うことで、リサイクルとは区別して「再利用」とか「再使用」と訳される。reduceは、「減らす」ということ（名詞形はreduction）で、例えば多すぎる包装紙を減らすといったように、「ゴミ減量」の意味で使われる。refuseは、「断る」ということ（名詞形はrefusal）で、ゴミになることがわかっているなら最初から受け取りを拒否するという意味で使われる。

（2） ジョン・ロック（一六三二－一七〇四年）は、イギリスの哲学者。『人間知性論』で近代の経験論哲学を大きく切り開いた。『市民政府二論』でイギリス市民革命を理論的に裏づけた啓蒙思想家としても名高い。

（3） アダム・スミス（一七二三－一七九〇年）は、イギリスの（ただしイングランドではなくスコットランドの）経済学者で、『国富論』で自由主義経済を理論づけたことで有名だが、実は元々は道徳哲学者で、『道徳感情論』という著作がある。人間は本性的に利己心から始まるが、利益を得るには「公平な観察者」の「共感」にかなう必要があるとし、周りをかえりみない自己利益のみの追求を戒めている。

（4） 現在も活躍しているインド出身の経済学者アマルティア・セン（一九三三年－）は、一九九八年に厚生経済学という分野では初めてノーベル経済学賞を受賞したが、『合理的な愚か者』という著作で、このような経済的合理性だけで動く人間を「理にかなっているようで実は愚か者にすぎない」と批判している。

（5） マックス・ウェーバー（一八六四－一九二〇年）は、ドイツの社会学者。十八世紀イギリスの資本主義成立の精神構造を解明したとされる著作が『プロテスタンティズムの倫理と資本主義の精神』であるが、その終盤で彼は、管理社会化が進む資本主義下の人間たちのあり方に警告を発する形で、「精神なき専門人」「心情なき享楽人」という文言を使っている。

第12章

（1）　こう言ったからといって、「環境倫理イコール人間中心主義批判・自然中心主義」というわけではない。自然中心主義に懐疑的な環境倫理思想はありうるし、現に自然中心主義に立たない環境倫理論者は多数いる。

（2）　判決が出たのは二〇〇一年一月二十二日で、翌二十三日の朝日新聞と毎日新聞が報じているし、朝日新聞は二月二十五日に改めて解説記事を載せている。なお、ゴルフ場そのものは、景気の悪化などで判決前から業者が着工を断念した形になっていた。

（3）　シンガー（一九四六年－）は、オーストラリアの哲学者。応用倫理学の「過激な」論客としてしばしば物議をかもしだしている。一九七三年発表の「動物解放論」は『環境の倫理』に所収。一九七九年発表の『実践の倫理』でも第三、五章で動物の権利を論じている。

（4）　ベンサム（一七四八－一八三二年）は、イギリスの哲学者。功利主義の創始者とされる。主著『道徳および立法の原理序説』で、苦痛を感じることができれば動物も人間と平等の道徳的配慮を受ける権利がある旨を述べている。

（5）　ネスのディープ・エコロジーの要点①～⑦については『ディープ・エコロジー』第1章を、プラットフォーム原則については同書第4章を、拡大自己実現論については同書第3章を、エプロン・ダイアグラムについては同書第2章を、それぞれ参照のこと。プラットフォーム原則は、ジョージ・セッションズとともにつくった「綱領」で、多様な生命それぞれの固有の価値を認めること等を述べている。エプロン・ダイアグラムは、次のようなまさにエプロンをイメージさせる図で、プラットフォーム原則（図中のPという共通原則）さえ合意できれば、前提となる根本原理（例えばAという哲学の立場、Bという哲学の立

エプロン・ダイアグラムの図

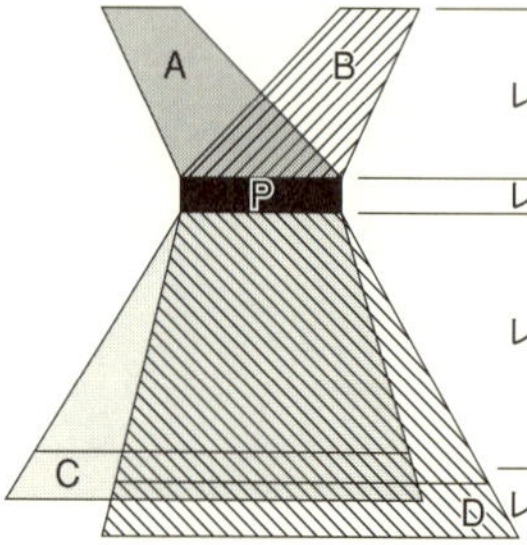

（出所）　ドレングソン他編『ディープ・エコロジー』43頁。

場）もその後の一般的指針や実際的・具体的決定（例えばCという指針や決定のあり方、Dという指針や決定のあり方）も多様であってよい、という柔軟な運動論を物語っている。

（6）「土地倫理」を提唱したとされるレオポルド（一八八七－一九四八年）の『砂の国の暦』は一九四八年に書かれたが、出版されたのは彼の没後一九七〇年代のことで、邦訳書は『野生のうたが聞こえる』という題になっている。「土地倫理」とは、自然の大地を生命共同体の中心とし、その全体の利益に人間を含む構成員は配慮する、という思想である。

（7）地球を一つの生命体と見立ててそれを「ガイア」と名づけた説。『地球生命圏――ガイアの科学』でラブロック（一九一九年－）が唱えたものだが、これによると、地球ガイアの自己調節機能と自己更新能力によって、場合によっては人類が地上から排除されることもありうる。

文献ガイド

本書を書くに当たって参考にした文献の中で、読者の皆さんにも読んでもらいたいものをリストアップした。「初級編」は、初学者向けで内容的に理解しやすく、体裁としても新書など手にしやすいものを中心に選んだ。「中級編」は、それよりはやや難しいがいずれは読んでほしいものや、特定テーマを深く追究したものを選んだ。新書本でも少し難しいものは後者に分類してある。それぞれ、生命倫理に関連するもの、環境倫理に関連するもの、生命・環境倫理の両方に関連するもの、とグループ分けしておいた。

A　初級編

〈生命倫理に関連するもの〉

▼浅井美智子・柘植あづみ編『つくられる生殖神話――生殖技術・家族・生命――』（制作同人社、一九九五年）

「子をもうけること」が技術的操作の対象になる時代の中で、優生思想や「家族」「母」といったイメージの問題性を、批判的に論じている。

▼池上直己『ベーシック　医療問題』〈日経文庫〉（日本経済新聞社、一九九八年）

保険や診療報酬などの医療制度とその改革の方向性を財政問題もからめて初心者向けに語っている。介護保険制度には特にページを割いて解説している。

▼**池田清彦『臓器移植　我、せずされず』〈小学館文庫〉（小学館、二〇〇〇年）**

著者は生物学者。タイトルだけ見ると、「脳死‐臓器移植をどうしてもやりたい人はどうぞ、私は同調しないが」と言っているだけのように見えるが、中身は痛烈な反対論。

▼**H・T・エンゲルハートほか、加藤尚武・飯田亘之編『バイオエシックスの基礎――欧米の「生命倫理」論――』（東海大学出版会、一九八八年）**

第2章で紹介したトムソン、トゥーリーらの論のほか、一九七〇‐八〇年代の欧米の代表的な生命倫理の論文が翻訳・収録されており、生命倫理学の前半史を大まかに把握することができる。

▼**岡本祐三『高齢者医療と福祉』〈岩波新書〉（岩波書店、一九九六年）**

安楽死、ホスピスなどへの言及も含む高齢者福祉の入門書。介護保険法施行の数年前に書かれたものだが、今だからこそ「なぜ介護保険か」を原点から考える手助けになる。

▼**鎌田實・高橋卓志『成熟した死の選択――インフォームド・チョイス――』（医歯薬出版、一九九七年）**

『がんばらない』『あきらめない』（ともに集英社）で有名な鎌田医師と、NPO活動でチェルノブイリなど世界を駆け回る高橋住職との共著。ゆったり生き抜き、最後に死を受容するいのちのあり方が語られている。

▼**粥川準二『人体バイオテクノロジー』〈宝島社新書〉（宝島社、二〇〇一年）**

若手ジャーナリストである著者が、クローン技術やヒトゲノム計画の背後にあるバイオ産業の目論みや国家戦略に切り込んだ意欲作。人体が資源とされる日は近いか。

▼**小松美彦『死は共鳴する――脳死・臓器移植の深みへ――』（勁草書房、一九九六年）**

科学史の研究者が生命倫理を論じた書。「個人閉塞した死」でなく、見送り見送られる人間関係を重視した「共鳴する死」を訴え、その立場から脳死－臓器移植に反対している。

▼**近藤誠・中野翠・宮崎哲弥・吉本隆明ほか『私は臓器を提供しない』〈新書y〉（洋泉社、二〇〇〇年）**
脳死－臓器移植に対して、医師、思想家などが批判と懐疑の声を上げる。十名の論説は玉石混淆の感もあるが、『患者よ、ガンと闘うな』（文藝春秋）で有名な近藤誠の論点整理などは参考になる。

▼**佐伯洋子、武部啓監修『ヒトゲノムの光と影――五人の研究者との対話――』（裳華房、二〇〇一年）**
遺伝子情報解析への期待と背中合わせにある危険性にも目を向けるルポルタージュ。遺伝子診断の功罪、保険差別の問題などが、初心者にも取っつきやすく書かれている。

▼**崎山弘・癒しのネットワーク有志『「尊厳生」の基礎知識』（文芸社、二〇〇〇年）**
「尊厳死」がもてはやされかねない風潮に抗して「尊厳生」を宣言し、人とのつながりを重視した「生き抜く尊さ」「支え合ういのちの大切さ」を語る、医師その他の人々の共著。

▼**佐藤孝道『出生前診断――いのちの品質管理への警鐘――』〈有斐閣選書〉（有斐閣、一九九九年）**
産婦人科医の立場から、出生前診断の技術的問題を踏まえたうえで、選択的中絶につながってしまう現状、自己決定さえもが操られてしまう現状を批判している。

▼**須田治『こんな死に方してみたい――幸せな最期を迎えるために――』（角川書店、二〇〇一年）**
著者はフリージャーナリスト。甲府市で在宅ホスピスを支える内藤いづみ医師の仕事ぶりなどから「老いと死を生きる」姿を浮かび上がらせ、「地域で生き抜き、そして死ぬ」ことを考えようとする。

▼**土居巍・土居喜久子『まぶたでつづるＡＬＳの日々』（白水社、一九九八年）**
ＡＬＳ（筋萎縮性側索硬化症）を発症した女性と、その夫との共著。はじめは文字盤を夫が指し妻がウイ

ンクしていちいち五十音を拾っていたが、やがてアイセンサーによるワープロ操作ができるようになって、綴り上げられた闘病記。

▼**広井良典『日本の社会保障』〈岩波新書〉（岩波書店、一九九九年）**

いのちと生活を守る医療・年金・福祉制度を、福祉国家の現代史を踏まえながら近未来像として語る。「定常型社会」の提言は、環境問題ともからめて考えると示唆的である。

▼**星野一正『インフォームド・コンセント――日本に馴染む六つの提言――』〈丸善ライブラリー〉（丸善、一九九七年）**

北米で医学部教員・医師の経験をもち、『医療の倫理』〈岩波新書〉という入門書も著わした著者が、医師の説明義務と患者の自己決定権を日本にどう定着させるか、という視点から論じた書。看護師の役割への言及もある。

〈環境倫理に関連するもの〉

▼**飯島伸子『環境社会学のすすめ』〈丸善ライブラリー〉（丸善、一九九五年）**

社会学の立場から環境を論じた入門書。日本やイギリスの公害問題の歴史や、環境をめぐる社会の不平等問題などを、わかりやすく語っている。

▼**石弘之『地球環境報告』〈岩波新書〉（岩波書店、一九八八年）**

世界各地の環境破壊をジャーナリストの目で見た告発の書。特に経済格差で南側諸国がますます追い詰められている現状を、辛辣に批判している。

▼**石弘之『地球環境報告Ⅱ』〈岩波新書〉（岩波書店、一九九八年）**

右の書の続編。十年を経て、著者はジャーナリストから大学教授になってしまったが、世界の環境危機に向けるまなざしは変わらず厳しい。

▼**植田和弘『環境経済学への招待』〈丸善ライブラリー〉（丸善、一九九八年）**
自然との共生、リサイクル、廃棄物管理、地球温暖化などをテーマとしている。「経済学」といっても数式は一切出てこないから、数学嫌いの人も安心して読もう。

▼**宇沢弘文『地球温暖化を考える』〈岩波新書〉（岩波書店、一九九五年）**
地球温暖化のメカニズムと経済政策的方針をわかりやすく述べている。温暖化の影響、炭素税や大気安定化国際基金といった提言は簡潔明瞭で基本理解に役立つ。

▼**岡島成行『アメリカの環境保護運動』〈岩波新書〉（岩波書店、一九九〇年）**
自然保護思想・運動の先進国としてのアメリカの歴史を、先駆者たちの活躍と市民団体の貢献を中心にまとめてある。環境問題の近現代史をかいま見ることができる。

▼**加藤尚武『環境倫理学のすすめ』〈丸善ライブラリー〉（丸善、一九九一年）**
手軽で読みやすい新書本でロジックは軽妙だが、環境倫理学の論点を整理してその後の日本の倫理学者に基本的枠組みを与えたという意味で、重みのある書。

▼**加藤尚武編『環境と倫理——自然と人間の共生を求めて——』〈有斐閣アルマ〉（有斐閣、一九九八年）**
公害、資源枯渇、自然の権利、未来世代への責任、保全/保存論争といったキーワードを軸に章立てをして、環境倫理学の全体像を紹介しようとする。

▼**鬼頭秀一『自然保護を問いなおす——環境倫理とネットワーク——』〈ちくま新書〉（筑摩書房、一九九六年）**

環境倫理思想の系譜と自然保護のこれからの方向性を新書という形式でコンパクトにまとめた良書。「生業」論、「生身/切り身」論など、興味深い議論が含まれている。

▼**鶴見良行『バナナと日本人――フィリピン農園と食卓の間――』〈岩波新書〉（岩波書店、一九八二年）**

環境倫理そのものの本ではないが、日本とアジア諸国との経済格差や収奪構造を環境問題も関連させて考えるための古典的書。

▼**沼田真『自然保護という思想』〈岩波新書〉（岩波書店、一九九四年）**

自然保護の思想と運動の現代史を開発との兼ね合いでまとめている。生態学者として、基本的には「持続的な利用・管理」を認めているが、「開発」に傾斜することは戒めている。

▼**L・プリングル、田邊治子訳『動物に権利はあるか』（NHK出版、一九九五年）**

シンガーの動物解放論をはじめとする欧米の動物権利擁護論・擁護運動をわかりやすくまとめた書。動物実験や工場式畜産の問題点を考えさせてくれる。

▼**見田宗介『現代社会の理論』〈岩波新書〉（岩波書店、一九九六年）**

真木悠介の筆名でも活躍している社会学者の現代批判。四つの章のうち第二、三章で環境問題を扱っており、南北問題に「北の貧困」という切り口も入れて論じている。

▼**村井吉敬『エビと日本人』〈岩波新書〉（岩波書店、一九八八年）**

『バナナと日本人』の姉妹編とでも呼ぶべき書。日本人が大量消費するエビの養殖場をつくるためにマングローブの水辺が破壊されている現実が見えてくる。

▼**米本昌平『地球環境問題とは何か』〈岩波新書〉（岩波書店、一九九四年）**

温暖化を中心とした地球環境問題に対して、自然科学的分析を踏まえ、世界の政治力学の中での扱われ方も見ながら考察した書。環境外交のあり方など、考えさせられる点は多い。

▼**A・レオポルド、新島義昭訳『野生のうたが聞こえる』〈講談社学術文庫〉（講談社、一九九七年）**

原題は『砂の国の暦』。全体はアメリカ自然風景の一月から十二月までのエッセイと、大陸各地を巡ったスケッチ。「土地倫理」の話は最終章に出てくる。

〈生命・環境倫理の両方に関連するもの〉

▼**石崎嘉彦・山内廣隆編『人間論の21世紀的課題――応用倫理学の試練――』（ナカニシヤ出版、一九九七年）**

現代の応用倫理学のテーマを広く論じた入門書。生命倫理では生誕と死と医療を総合的に扱い、環境倫理では地球環境問題と経済社会との関係などを扱っている。

▼**加藤尚武『合意形成とルールの倫理学――応用倫理学のすすめⅢ――』〈丸善ライブラリー〉（丸善、二〇〇二年）**

現代社会に斬り込みつづける応用倫理学者の、比較的新しい論説集。生命倫理では生殖医療や人体資源化の問題に、環境倫理では温暖化や廃棄物の問題に言及している。

▼**森岡正博『生命観を問いなおす――エコロジーから脳死まで――』〈ちくま新書〉（筑摩書房、一九九七年）**

「生命学」を提唱する著者が、生命倫理学と環境倫理学の流れを踏まえて、生命技術の功罪、ディープ・エコロジーとそれへの批判、脳死への賛否の論などを検討している。

B　中級編

〈生命倫理に関連するもの〉

▼粟屋剛『人体部品ビジネス――「臓器」商品化時代の現実――』〈講談社選書メチエ〉（講談社、一九九九年）

移植医療全盛の時代を迎えて、人体が「交換パーツ」として資源化・商品化されつつある現実を見すえ、その倫理を問う書。アジアの臓器売買事情にも触れている。

▼L・B・アンドルーズ、望月弘子訳『ヒト・クローン無法地帯――生殖医療がビジネスになった日――』（紀伊國屋書店、二〇〇〇年）

法律家の立場から、クローン人間作成のみならず精子、卵子、借り腹、遺伝子情報などがビジネス路線に乗せられかねない現状に、警鐘を鳴らす書。

▼貝谷久宣・日本筋ジストロフィー協会編『遺伝子医療と生命倫理』（日本評論社、二〇〇一年）

筋ジストロフィーという障害を手がかりに、遺伝子診断や遺伝子治療の問題を考えるシンポジウムのまとめ。障害をもって生きる意義を浮上させてくれる。

▼加藤尚武、加茂直樹編『生命倫理学を学ぶ人のために』（世界思想社、一九九八年）

パターナリズムなどの基本概念、生命の質、安楽死と尊厳死、ケアのあり方、臓器移植といった生命倫理の諸問題を幅広く扱った論集。

▼金城清子『生命誕生をめぐるバイオエシックス――生命倫理と法――』（日本評論社、一九九八年）

妊娠中絶や人工生殖などが伴う問題を法的、社会的、倫理的側面から論じた書。「産む性」としての女性の立場への目配りもされている。

▼**坂井律子『ルポルタージュ出生前診断――生命誕生の現場に何が起きているのか――』(NHK出版、一九九九年)**

NHKのディレクターとしてETV特集「生命誕生の現場」などの番組構成に携わった著者が、番組の取材から得た事実と思いをまとめた報告書。

▼**高久史麿編『医の現在』〈岩波新書〉(岩波書店、一九九九年)**

医学・看護学・医療経済学・医事法学などの共著者が、「社会の中の医療」を強く意識して説明責任を果たしていこうとする書。老化、ガン、臓器移植、遺伝子治療なども説明している。

▼**高橋隆雄編『遺伝子の時代の倫理』(九州大学出版会、一九九九年)**

人間の遺伝子を調べ、操作することも考えられる時代になって、出生前診断や遺伝子治療、クローン技術の倫理的意味を整理し、問い直そうとしている。

▼**立岩真也『私的所有論』(勁草書房、一九九七年)**

障害者問題に鋭い感覚をもつ社会学者が、身体の所有という切り口から出生前診断による中絶などに批判を投げかける。大著なので、章を選んで読み始めればよい。

▼**F・チェスラー、佐藤雅彦訳『代理母――ベビーM事件の教訓――』(平凡社、一九九三年)**

代理母問題を考えるための古典的書。アメリカで代理母が依頼者夫婦への赤ん坊の引き渡しを拒否して逃走した事件とその裁判、後々の議論を詳しく紹介している。

▼**M・C・ナスバウム/C・R・サンスタイン編、中村桂子・渡会圭子訳『クローン、是か非か』(産業図書、**

一九九九年）
クローン羊「ドリー」を誕生させたウィルムットらの報告論文に始まり、クローン技術とその人間への応用について、科学・倫理・宗教・法政策といった観点から多彩な論が集められている。

▼**西村周三『医療と福祉の経済システム』〈ちくま新書〉（筑摩書房、一九九七年）**
高齢社会となった日本の医療費、保険制度を財政や国民負担のあり方から考える書。現状と予測、改革の方向性をコンパクトに論じている。

▼**R・フェイドン／T・ビーチャム、酒井忠昭・秦洋一訳『インフォームド・コンセント』（みすず書房、一九九四年）**
インフォームド・コンセントの道徳的、法的基礎づけに始まり、歴史や政策の議論を経て、「自律」を鍵概念とした理論に持ち込んでいる。堅苦しいがオーソドックスな書。

▼**森岡正博『生命学に何ができるか――脳死・フェミニズム・優生思想――』（勁草書房、二〇〇一年）**
早くから『生命学への招待』（勁草書房）、『脳死の人』（法藏館）を世に問うてきた著者が、今あらためて脳死・中絶・障害者問題を考え、「生命学」の可能性を語る。

▼**森岡正博編『「ささえあい」の人間学――私たちすべてが「老人」＋「障害者」＋「末期患者」となる時代の社会原理の探求――』（法藏館、一九九四年）**
高齢社会は皆が衰えを抱えながら支えられて生をまっとうする社会である。そんな時代にどんな原則を立てるかを、気鋭の論客たちが語る。

▼**山口研一郎編『操られる生と死――生命の誕生から終焉まで――』（小学館、一九九八年）**
編者は脳外科医。脳死－臓器移植や安楽死・尊厳死、出生前診断などの問題を、先端医療が生命を操作す

る現代の中で批判的に検討する論集。

▼**米本昌平・松原洋子・橳島次郎・市野川容孝『優生学と人間社会』〈講談社現代新書〉（講談社、二〇〇〇年）**

優生思想・優生学の問題に深い知見をもつ四人の著者が、英米、ドイツ、北欧、フランス、そして日本の優生学現代史とその未来を考察する。

〈環境倫理に関連するもの〉

▼**宇沢弘文『地球温暖化の経済学』（岩波書店、一九九五年）**

同じ著者による『地球温暖化を考える』より少し前に書かれたもので、もう少し専門的な環境経済学の書。経済学専攻の人は読んでほしい。

▼**尾関周二編『エコフィロソフィーの現在――自然と人間の対立をこえて――』（大月書店、二〇〇一年）**

環境倫理学よりも環境哲学（エコフィロソフィー）という理念を提起し、広い社会哲学の中で自然保護や循環型社会を論じようとしている。

▼**加茂直樹・谷本光男編『環境思想を学ぶ人のために』（世界思想社、一九九四年）**

環境思想の総合的な論集。非‐人間中心主義、動物解放、世代間倫理、自然の内在的価値など重要なテーマを扱っているほか、法学や経済学からのアプローチもある。

▼**環境経済・政策学会編『環境倫理と市場経済』（東洋経済新報社、一九九七年）**

学会の年報として出されたものだが、経済政策の書というより、基本的な倫理を問い市場の枠組みを考え直そうとする意欲が各論者から示されている書。

▼**鬼頭秀一編『環境の豊かさをもとめて――理念と運動――』〈講座　人間と環境　第12巻〉（昭和堂、一九九九年）**
日本の気鋭の論者たちと実践者たちの論稿を、自然保護の理念・運動実践の分析・市民活動という三局面からまとめたもの。

▼**佐和隆光『地球温暖化を防ぐ――20世紀型経済システムの転換――』〈岩波新書〉（岩波書店、一九九七年）**
経済学者の立場から地球温暖化問題に迫り、工業文明への反省、エネルギー政策の転換、炭素税や排出権取引のあり方を論じている。数値を示しての語りには説得力がある。

▼**K・S・シュレーダー=フレチェット、京都生命倫理研究会訳『環境の倫理』上・下（晃洋書房、一九九三年）**
シンガーの「動物解放論」やハーディンの「共有地の悲劇」など、環境倫理の古典的な論文がテーマごとに編集されている。

▼**P・シンガー、戸田清訳『動物の解放』（技術と人間、一九八八年）**
人間と動物の平等を主張し、実験動物や畜産動物の解放を説く。ベジタリアン（菜食主義者）になるための料理ガイドまで付いている。

▼**戸田清『環境的公正を求めて――環境破壊の構造とエリート主義――』（新曜社、一九九四年）**
豊かな者が破壊し貧しい者が被害をこうむる環境破壊構造と、保全対策までが特権者の管理でなされるエリート主義を批判し、「参加民主主義」による環境的公正を目ざそうとする野心作。

▼**A・ドレングソン/井上有一編、井上有一監訳『ディープ・エコロジー――生き方から考える環境の思想――』（昭和堂、二〇〇一年）**

ネスのディープ・エコロジー運動論など、エコロジー思想の原点を示す論稿が集められている。井上による「序」がうまく要点をまとめてくれている。

▼**R・F・ナッシュ、松野弘訳『自然の権利――環境倫理の文明史――』〈ちくま学芸文庫〉（筑摩書房、一九九九年）**

環境思想史をアメリカ自由主義の歴史に乗せ、「自然の権利」思想を軸に解説している。読み切るには骨が折れるが、用語の注釈も親切で概念整理に役立つ。

▼**J・パスモア、間瀬啓允訳『自然に対する人間の責任』〈岩波現代選書〉（岩波書店、一九七九年）**

古い人間中心主義的な自然征服・進歩主義でもなく、かといって反科学主義的な自然との同化でもなく、自然と密着した、自然の管理者としての人間の責任を説く。「保存／保全」論も詳しい。

▼**D・H・メドウズほか、大来佐武郎監訳『成長の限界――ローマ・クラブ「人類の危機」レポート――』（ダイヤモンド社、一九七二年）**

ローマ・クラブとは、世界の学者が環境危機の回避を目ざして集まった民間組織で、一九六八年に初会合をローマで開いたことからその名がついた。本書はその衝撃的な報告書で、人口増、食糧不足、資源枯渇、廃棄物飽和といった近未来の危機を、データで裏付けながら訴えている。

▼**H・ヨナス、加藤尚武監訳『責任という原理――科学技術文明のための倫理学の試み――』（東信堂、二〇〇〇年）**

未来世代への責任を説き、世代間倫理提唱の大きな一歩をしるした大著。必ずしも環境問題をテーマとしたものではないが、技術文明に警告を発している。

▼**J・ラブロック、星川淳訳『地球生命圏――ガイアの科学――』（工作舎、一九八四年）**

地球全体が一つの生命体として自らの生命バランスを保つ存在であるとする「ガイア仮説」を提唱し、人間もそれに従属する部分的存在と見なす。

▼J・ラブロック、星川淳訳『ガイアの時代』（工作舎、一九八九年）

右の書の続編。「ガイア仮説からガイア理論へ」と議論を深めている。ガイアの声を代弁してこの星そのものの健康を守る、という立場をとる。

〈生命・環境倫理の両方に関連するもの〉

▼石崎嘉彦・石田三千雄・山内廣隆編『知の21世紀的課題——倫理的な視点からの知の組み換え——』（ナカニシヤ出版、二〇〇一年）

学問的知性を批判的に検討する現代倫理学の総合的書。生命倫理ではクローンや安楽死の問題が、環境倫理では自然との共生や持続可能な開発の問題が扱われている。

▼加茂直樹編『社会哲学を学ぶ人のために』（世界思想社、二〇〇一年）

生命・環境・福祉のほか、科学技術・情報・教育など現代の社会哲学的テーマを広く扱った論集。遺伝子医療、環境法、福祉社会などの二十一世紀像を浮かび上がらせようとしている。

▼P・シンガー、山内友三郎・塚崎智監訳『実践の倫理』（昭和堂、一九九一年、新版は一九九九年）

応用倫理学の過激な論客と評される著者の基本的な立場が語られている。本書では「自然の権利」「動物の権利」という文脈で紹介したが、妊娠中絶や安楽死を扱った章もあり、環境倫理よりも生命倫理の書と言えそうである。

おわりに

生命倫理と環境倫理の歴史がざっと三十年と言われる。スピード化の時代にこの年数は短いとは言えない。十数年前、哲学・倫理学の〝業界〟では生命倫理や環境倫理といった講義のできる教員が求められたが、今この業界は次の段階に移ったかに見える。聞こえてくるのは、「生命倫理や環境倫理の需要はもう満たされた。今は理工系大学が工学倫理とか技術倫理とかいう講座を設け始めている時代だから、そちらにシフトして研究した方が有利だ」という声である。

哲学・倫理学という最も〝骨太〟であるはずの分野が時代のトレンドに流されるのも悲しい気がしないではないが、「出発点は今の現実」という主義で事にあたるなら、議論は冷静に進めたい。哲学系教員の採用事情という小さな話題は別として、問題にしたいのは、「生命倫理、環境倫理はもはや語り尽くされた」「もう古い」といった類の言説が出てきていることである。はたしてその言葉どおりなのか？——否である。そう言える理由は、次の事実を紹介すれば十分だろう。それは、「語り尽くされた」「もう古い」と発言する者に限って、「語り尽くされたようだが、しかしそこには……」とまた言葉を延々とつなぐという事実である。本当に語り尽くされたのなら、そこで口を閉ざせばいいはずなのに。

たしかに、生命倫理や環境倫理に、あるパラダイム（定式）ができつつあるかに見える面はある。しかし、それは誰もが承認する固定的なものにはなっておらず、これから議論すべき点はいくつもある。そして「パラダイムを転換する」という切り込み方自体が、学問諸分野によくある物言いにとらわれているだけで、本当の「転換」にはなっていないという現状も見すえておかなければならない。

「語り尽くされた」という言葉さえ聞こえてくるこの「生命・環境倫理」という分野に、今あえて『はじめて学ぶ――』と題する書を提起する気になったのは、上述のような事情も関係している。語り尽くされたかに見えて、実はまだ語れていないのではないか……少なくともその「語り」が多くの人に共有されるには至っていないのではないか……そんな思いがある。初学者向けの入門書にしても、世にたくさん出回っているように見えるが、コンパクトでかつ包括的な書はなかなかなくて、結局は多くの人が基本的な論点を確認し合う場が用意されているとは言えない、と感じられるのである。

そこで本書の登場、となるのだが、はたして本書がその「共有」「確認し合う場」に寄与できるかどうかは、読者の評価をまつよりほかはない。全体の分量やバランスを考えながら書いてきたが、専門的にはもっと細かな資料の裏づけと詳しい議論が必要だと思った場面は多々ある。第1章から第12章までのそれぞれのテーマについて、これから12冊の本を書かなければいけないのかもしれない。それはこれからの課題として、数多くの人、特に専門家ではない人たちと率直な対話ができるようになることがまず大切だと思って、本書に取り組んできた。各章末の〈ダイアローグ〉は、架空ではあるがそんな対話のモデルと考えている。そしてここを出発点として、副題に掲げた「生命圏の倫理学」という構想を実りあるものにしていきたい。

本書は、いざ原稿をじっくり書こうと思った矢先に優先的に仕上げねばならない別の課題が浮上したり、書いている最中に家族の看護・介護問題が出てきたりで、脱稿が予定より遅れてしまった。それでもせかさず、じっと待っていてくれたナカニシヤ出版の津久井輝夫さんには、たいへん感謝している。執筆中に適切なアドバイスもいただき、軌道修正することもできた。この場を借りて、お礼を申し上げる。

二〇〇三年一月

徳永哲也

ヤ　行

ヨナス, ハンス(Hans Jonas, 1903-1993)　164, 166
*
焼畑農業　153, 154
優生思想　42-44, 61
優生主義　92
優生政策　88
優生保護法　18, 41-43, 232
羊水診断　58
余剰胚　53, 95
四大公害裁判　239

ラ　行

ラブロック(James Lovelock, 1919-)　246
ルソー(Jean-Jacques Rousseau, 1712-1778)　165
レオポルド(Aldo Leopold, 1886-1948)　218, 246
ロック, ジョン(John Locke, 1632-1704)　200, 244
*
卵子提供　49, 60, 233
卵子バンク　55, 233
卵子若返り法　60
リヴィング・ウィル　67
リオデジャネイロ会議　176
リサイクル(recycle)　194-196, 220, 243
——法　194
リデュース(reduce)　195, 244
リフューズ(refuse)　195, 244
リプロダクティブ・ヘルス　43
リプロダクティブ・ライツ　35, 43, 44
粒子状物質　151
リユース(reuse)　195, 196, 243
倫理的圧力　202
レシピエント　74, 75, 93, 104

ワ　行

和田寿郎(1922-)　236
ワトソン(James Dewey Watson, 1928-)　86
*
和田移植　73

フクヤマ，フランシス（Francis Fukuyama, 1952-）　243
プチェッティ（Roland Puccetti）　37
ベンサム（Jeremy Bentham, 1748-1832）　213, 245
ホッブズ（Thomas Hobbes, 1588-1679）　165
ボールディング（Kenneth Ewart Boulding, 1910-）　225
＊
バイオエシックス　16, 231
排出量取引（排出権取引）　178
胚性幹細胞（ES細胞）　53, 94, 95
廃掃法　193
胚盤胞　94
ハイブリッドカー　152, 240
配分的正義　185
パーコール法　56
パーソン論　36-38, 70, 229
パターナリスティック　25
パターナリズム　*ii*, 22-27, 29, 104
パーフェクトベビー　55
パラダイム　263
伴性遺伝　237
ハンセン病　43
PL法（製造物責任法）　203
ヒトゲノム計画　86
非-人間中心主義/人間-非-中心主義（non-anthropocentrism）　214, 242
PPP　197, 198
ヒポクラテスの誓い　26, 232
比例的炭素税　180
ピンピンコロリ　109
フィランソロピー（慈善的社会還元活動）　202
フェミニズム　44, 100
福祉国家　126
父権主義　23
腹腔鏡手術　49
不妊　48, 54
不法投棄　193, 198
ブーメラン構造　184
プラットフォーム原則　217, 246
プルサーマル計画　241
プロフェッション　26
フロン　119, 150, 151, 154, 174, 241
ベビーM事件　54
放射性廃棄物　153, 164, 195
包装容器リサイクル法　194
保護（protection）　241
ポストゲノム時代　86
ホストマザー　233
ホスピス　79, 82
母性　42, 54
保全（conservation）　158, 159, 162, 173, 242
保存（preservation）　159, 160, 162, 173, 242
母体外生存可能性　39, 46
母体血清マーカーテスト　58
母体保護法　41, 42, 44
ホーリスティック　31, 77
本質的価値→固有の価値

マ　行

森岡正博（1958-）　38
＊
末期患者　76-78
見えない死　73
ミトコンドリア　61
看取り　79, 82
水俣病　124, 176, 239
未来世代　125, 140-142, 147, 164, 172
無性生殖　237
メセナ（文化後援事業）　202
メタン　154, 241
メディア規制　105
免疫抑制剤　92
モラルハザード論　6

他者危害原則　123, 125, 127, 128, 168, 170
他者理論　38
堕胎罪　41
男女産み分け　57
炭素税　168, 180, 181
地域通貨　224
地球温暖化　116, 119, 152, 175, 184
地球砂漠化　118, 153
地球全体主義　127, 133, 146, 167, 168, 183, 200, 227
地産地消　221, 223
着床前診断　59, 237
中間技術　187
中絶　33-35, 38-42, 44, 45, 47, 99
　一般的——　43, 57, 61
　人工妊娠——　32-34
　選択的——　57-59, 61
　——天国　42
超音波診断　57
鎮痛緩和処置　78
鎮痛処置　65, 68
鎮痛療法　81
DNA　86
ディープ・エコロジー　209, 210, 217, 218, 245
適応規制　35, 40
適地技術　187
テクノロジー(科学技術)　7
デザイナーベビー　55
哲学カウンセリング　112, 113
哲学カフェ　112, 113
デポジット　194
テーラーメイド医療　84
道具的価値　143, 144, 158
凍結保存　48, 53, 60, 233, 234
東西対立　5, 126, 189
動物解放(論)　213, 214, 227, 245
動物工場　95
動物実験　97, 216
動物中心主義　214, 217
動物の権利　97, 213-215, 217
土地倫理　218, 246
ドナー(提供者)　49, 51-55, 73-75, 92, 93, 104
　——カード　74
　——の匿名性　51, 55
ドナー候補者　234
ドメスティックバイオレンス　102
ドリー　90
トリプルマーカーテスト　234
ドレイズ・テスト　216

ナ　行

中島みち(1931-)　73
ネス, アルネ(Arne Naess, 1912-)　209, 217, 218, 245
　*
内在的価値(intrinsic value)　144, 145, 159, 242
内部告発　204-206
南北差　4
南北問題　121, 129, 147, 160, 184
二次的自然　221, 222
二分脊椎症　58
日本安楽死協会　66
日本尊厳死協会　66
人間疎外　7
人間中心主義(anthropocentrism)　142-145, 158, 209, 213, 217, 219, 227, 240, 242, 245
NIMBY(ニンビー)　194-196
ネット方式　242
燃料電池　153, 241
脳死　40, 70-72, 74, 94, 235
脳低温療法(脳低体温療法)　73, 236
NOx(ノックス)　151, 198

ハ　行

ハーディン(Garrett James Hardin, 1915-)　135-137, 139

144, 145, 158, 159, 161, 173, 209, 212, 214, 217-219, 229, 240, 242, 245
自然の権利　144, 148, 158, 159, 161, 162, 167, 209-213, 227, 240
——訴訟　162, 203, 210-212
自然の生存権　144, 158
持続可能な開発　117, 185
児童虐待　102
死ぬ義務　69
死ぬ権利　63, 69
慈悲殺し　64
自分さがし　110, 111
死への準備教育(death education)　108-110
シャロー・エコロジー　217
囚人のジレンマ　131-133, 181
修正パーソン論　36
終末期患者　21, 36
絨毛診断　58
種差別　213, 214
受精卵診断　59, 237
出生前診断　21, 57, 59, 61, 106
職業倫理　203-206
植物状態　17, 22, 36, 38, 66, 70, 236
食物連鎖　161
女性の決定権　46
地雷除去　191
知る権利　51, 55, 104, 105
人格　35-38, 70, 145
Think globally. Act locally.　219
人工子宮　39
人工授精　48-50, 52
人工生殖　17, 48, 52
森林吸収　243
ストックホルム会議　176
スパゲティ状態　69
滑り坂論(slippery slope theory)　230
生活習慣病　84, 237
生活の質　21
精子バンク　55, 234
生体肝移植　93
生態系中心主義(ecocentrism)　218, 219, 227, 240, 242
生体肺移植　93
生命維持装置　21
生命圏　*iii*, 229, 230, 264
生命中心主義(biocentrism)　214, 218, 219, 227, 240, 242
生命の質　21, 37
生命の神聖さ　21
生命の尊厳　21, 37
責任倫理　141, 164
世代間倫理　140, 146, 163, 166, 167, 196, 197, 227, 230
セックス　100
戦後民主主義　18, 101
洗浄法　49
臓器移植　71-74, 94, 235
臓器売買　73
早期発見・早期治療　85
SOx(ソックス)　151, 198
尊厳死　21, 63, 65-67, 69, 80, 81

タ　行

デーケン, アルフォンス(Alfons Deeken, 1932-)　108
トゥーリー(Michael Tooley, 1941-)　35, 37
トムソン(Judith J. Thomson)　34
＊
体外受精　49, 50, 52, 59, 233, 237
大気安定化国際基金　180, 181
胎児採血　58
胎児条項　44, 45
胎児の生存権　46
体性幹細胞　95
代替フロン　150, 151, 241
代理出産　50, 233
代理母　50, 54, 233
ダウン症　58, 59, 234
竹内基準　236

海面上昇　154
核燃料サイクル計画　241
化石燃料　118, 152
カタログ化　54, 55, 234
家電リサイクル法　194
家父長的温情主義　23
株主代表訴訟　203
下方浸透　186
鎌状赤血球貧血症　87
借り腹　50, 60, 233
環境アセスメント　212
環境税　168, 179, 180
環境難民　175
ガンの告知　27, 29
緩和医療　68
緩和ケア　78-80
期限規制　35, 40
気候変動　175
——枠組み条約　175, 184
技術倫理　262
キュア　76, 77
QOL　20-22, 24, 76
救命医療　72
救命ボートの倫理　135, 137, 167, 168
共同実施　178
京都議定書　116, 175, 176
共有地の悲劇　135, 137, 167, 200
筋ジストロフィー　87, 237
グリーフワーク　108
クリーン開発メカニズム　178
グローバリゼーション　5
グローバル　221
クローン　90-97, 216
——人間　*i*, 91, 92, 94
生殖細胞——　90, 96, 237
体細胞——　90, 96, 237, 238
ケア　76, 77
経済条項　41, 44, 45
ゲノム創薬　86
原告適格　210, 211
減数手術（減胎手術）　52
原生自然　221, 222
顕微受精　49
工学倫理　262
功利主義　122, 123, 126, 130, 134
高齢出産　61
国際基金　179-181, 183
互恵性　165, 166
心のノート　107
個人情報保護　105
ゴミ有料化　194, 196
固有の価値（inherent value）　242
殺す権利　69

サ　行

シンガー, ピーター（Peter Singer, 1946-）　213-215, 245
ストーン, クリストファー（Christopher D. Stone）　210
スミス, アダム（Adam Smith, 1723-1790）　201, 244
セン, アマルティア（Amartya Sen, 1933-）　244
＊
罪刑法定主義　238
再生医療　95
最大多数の最大幸福　123, 165
在宅ホスピス　79, 80
里山　173, 222, 223
サロゲートマザー　233
産業廃棄物　193, 197
酸性雨　124
三徴候死　71
三半期　39, 45
ジェンダー　100
シエラ・クラブ　160, 210
COP　175, 178
試験管ベビー　49
自己意識要件　35, 38
自己決定　28, 29, 63
自己肯定　112, 239
自己否定　112, 238
自然中心主義（physiocentrism）

索　引

ア　行

ウェーバー，マックス（Max Weber, 1864-1920）　205, 244
宇沢弘文（1928-）　180-182, 243
エンゲルハート（Hugo Tristram Engelhardt, Jr., 1941-）　36
荻野久作（1882-1975）　232
＊
アイデンティティ　91
IPCC　154, 157
アグリビジネス　216
安全神話　6
安楽死　63, 64, 66, 67, 80, 81, 108
　間接的——　65
　消極的——　64, 66
　積極的——　65
ICSI（イクシー）　49
移植　71
　——医療　17
依存効果　72
イタイイタイ病　239
一般廃棄物　193
ED　48
遺伝子解読　17
遺伝子組み換え作物　228, 229
遺伝子決定論　88, 89
遺伝子差別　88, 90
遺伝子情報　86, 88, 89, 107
遺伝子診断　84, 86, 88
遺伝子操作　17
遺伝子治療　17, 86-88
遺伝子プール　87
いのちの教育　109, 110
EBM　83
入会地　200
インフォームド・コンセント　22-26, 28-30, 53, 93, 104
インフォームド・チョイス　24
インフォームド・ディシジョン　24
宇宙船地球号　225-227
AIH　49
AID　49
ALS（筋萎縮性側索硬化症）　234, 235
HLA　93
エコ・ビジネス　203
エコファシズム　135, 167
エコロジー　135
SOL　20-22, 76
NGO　172, 183
エプロン・ダイアグラム　217, 246
塩基　237
延命治療　4, 17
OECD　178, 197
汚染者負担原則　197
オゾン　119, 150
オーダーメイド医療　84
温室効果　119, 154, 174, 176, 179, 180, 184, 241

カ　行

カイザーリンク（Edward W. Keyserlingk）　37
樫則章（1956-）　27
クリック（Francis Harry Compton Crick, 1916-）　86
＊
ガイア仮説　218
外部不経済の内部化　197, 199

■著者略歴
徳永哲也（とくなが・てつや）
1959年　大阪に生まれる。
1996年　大阪大学大学院文学研究科博士課程単位取得退学。
現　在　長野大学環境ツーリズム学部教授（専攻/哲学・倫理学）
著　書　『たてなおしの福祉哲学』（晃洋書房，2007年），『福祉と人間の考え方』〔共著〕（ナカニシヤ出版，2007年），『いのちの対話――ふたたび生と死を考える――』〔編著〕（郷土出版社，2006年），『生命倫理と医療倫理』〔共著〕（金芳堂，2004年），『知の21世紀的課題』〔共著〕（ナカニシヤ出版，2001年），『社会哲学を学ぶ人のために』〔共著〕（世界思想社，2001年）他。

はじめて学ぶ生命・環境倫理
――「生命圏の倫理学」を求めて――

2003年5月10日　初版第1刷発行
2012年4月12日　初版第8刷発行

著者　徳永哲也
発行者　中西健夫

発行所　株式会社　ナカニシヤ出版
〒606-8161　京都市左京区一乗寺木ノ本町15
TEL（075）723-0111
FAX（075）723-0095
http://www.nakanishiya.co.jp/

印刷・製本／㈱シナノ
＊落丁本・乱丁本はお取り替え致します。
ISBN978-4-88848-759-7　Printed in Japan